瑜伽女王的养颜经

矫林江　丹　丹　著

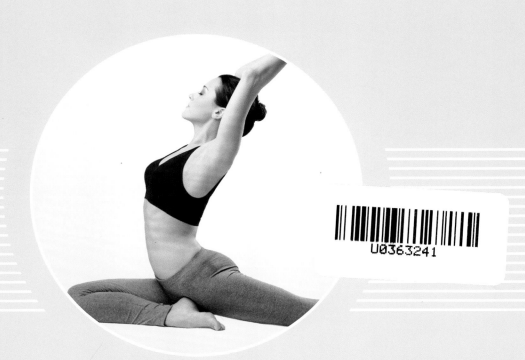

U0363241

江苏凤凰科学技术出版社

图书在版编目（CIP）数据

瑜伽女王的养颜经 / 矫林江 , 丹丹著 . -- 南京：
江苏凤凰科学技术出版社 , 2019.6
ISBN 978-7-5713-0156-9

Ⅰ . ①瑜… Ⅱ . ①矫… ②丹… Ⅲ . ①瑜伽—美容—
基本知识 Ⅳ . ① R793.51

中国版本图书馆 CIP 数据核字 (2019) 第 034340 号

瑜伽女王的养颜经

著　　　者	矫林江　丹　丹	
责 任 编 辑	樊　明　倪　敏	
责 任 校 对	郝慧华	
责 任 监 制	曹叶平　方　晨	

出 版 发 行　江苏凤凰科学技术出版社
出版社地址　南京市湖南路 1 号 A 楼，邮编：210009
出版社网址　http://www.pspress.cn
印　　　刷　天津旭丰源印刷有限公司

开　　　本　718 mm × 1000 mm　1/12
印　　　张　14
插　　　页　1
版　　　次　2019年6月第1版
印　　　次　2019年6月第1次印刷

标 准 书 号　ISBN 978-7-5713-0156-9
定　　　价　45.00元

图书如有印装质量问题，可随时向我社出版科调换。

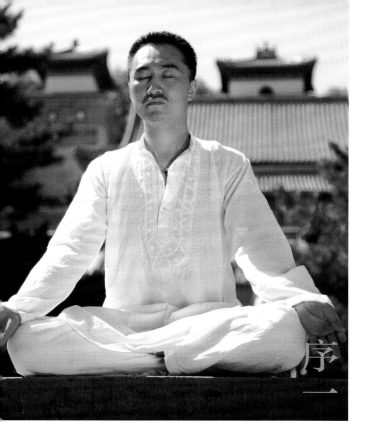

美人如花，素颜如玉

喜欢看菊花怒放，灿烂金黄如满月般炫目。惆怅于之后的凋零，如千万朵细小而幽怨的叹息，散落一地。

无语。

花和我，同样相望而无法破译迷局：那生命的绽放与流逝。

难道花与红颜注定如焰火般辉煌而短暂？

葬花的黛玉和护花的宝玉同样寂寞，大观园里姹紫嫣红的花朵在转瞬之间随风飘散，如水面的浮萍。花自飘零水自流。多情的公子在面对朱桥玉壁之间的一地残红，又是如何地叹息，如何地顿足，如何地落泪……

我不知道《石头记》里的顽石如何顿悟，我只知道那倚红偎翠的宝玉摘去了珠冠，削去了黑发，套上了素衣，在河岸边向红尘中的父亲三拜之后归去。空空了断，柔情一梦，遁入空门的何止是对世事无常的参透，更有对红楼十二金钗红颜易逝的无奈和感慨。

女人是水做的，但那来自雪山之巅的纯净之水在回归海洋的路上要经受多少辗转与轮回啊！美丽与青春，时光与衰老，相伴而相生，如日出日落，在岁月的光影中更迭。而面对明镜中的那些丽人，看到乌丝中掺杂了一根白发，眼角旁现出了几缕细纹，又如何能无动于衷？

美人如花，美人如玉。花和玉，都可以用来赞誉美女，也可以形容不同气质的女孩。但花和玉，同样需要呵护与雕琢，没有阳光与水，暖室与香阁，再美的花与玉，也要衰败和出现裂纹。

太多的繁盛之花悠然间开放与凋落，在生命中无数次经历与重复。每当有少女在骄傲地展示她的美丽时，我常常不知如何应对，是附和还是警示？！其实真的很想告诉她们，越精致的花瓶越易碎，珍惜青春与美貌，别让时间过早地摧毁你的容颜。

很少见以前的同学和朋友，特别是女性。不是我不珍视友谊，而是不忍见时光和尘埃如何让一个少女变成少妇，又如何从光彩照人变成暗淡无光。青春的肢体变得或臃肿或消瘦，清澈的目光变得迷离和灰蒙，让你怎么也无法将她与记忆中的那个女子还原到一起。你会感慨和愤恨造物主弄人，你无法理解上帝这老头子为什么把最美的图画给你看后又涂上几笔并将它揉碎。

幸亏还有瑜伽，还可以让我们经历凤凰重生般的欣喜。

我常说，学瑜伽的女人是纯净水做的，但常常有人质疑我的说法。每当此时，我就让他们去看我正在学瑜伽的学员。那真是由蛹至蝶的变化啊！可以说美丽的更美丽，即使不美丽的也焕发出清新的气质，每一个都像仙子。

瑜伽就像过滤杂质的水晶，它有着超脱凡俗的"魔力"。凭海听风有着美女团队的赞誉，我的学员中也有"七仙女"的美称。我知道这一切都是瑜伽的力量。而凭海听风，浴天地之精华，才是我和学员们的气质所在。

在诸多美女中，公认的美丽教练是丹丹。她的美容心法大家都有所请教，而且均有所获益。当然，说是丹丹的养颜心经，实际也融合了几大"瑜伽仙女"的全部美容美肤秘诀，她将与师姐师妹互相切磋的美颜大法全面揭秘，毫无保留。

近年据说流行裸妆，就是模仿少女最纯和自然的容貌的化妆方法。如涂抹带珠光的眼影，以仿少女眼睑上的一层柔光；防水加长的睫毛膏，来仿少女忽闪忽闪的大眼睛；粉质细腻亲肤的粉底液，来营造看不见毛孔的婴儿般幼嫩肌肤。而花费了大量时间和金钱的裸妆，就是为了让人看不出脸上是化过妆的。

看来我们的美女教练们的美颜心经是对的——拥有一张不用化妆也好看的干干净净的脸。只有清纯的素颜美人才能打动男人的心，才拥有让男人女人都为之赞叹的摄人心魄的力量。

丹丹的素颜之美，是由内而外散发的美。正如她在书中吐露的心声：素颜是美女的最高境界。不是让你素面朝天，而是淡妆涂抹下散发出你内心的心神之光，让人看见你内心灿烂的阳光和清澈的小溪。而在瑜伽中，肾脏的能量能沿着脊柱上行，最终成为智慧的能量，这些能量能滋养你的容颜，即"相由心生"。

回想刚认识丹丹时，她还是一个刚学中医和美容的小姑娘。体弱多病，容颜憔悴。从跟我练习瑜伽的学员到今天的瑜伽老师，丹丹走过了一条由稚嫩到成熟的路程，而时光则从未在她的身上停驻，她始终保持着清纯十八岁少女般的脸庞。

十几年的瑜伽时光，让丹丹在中医、美容和瑜伽之间找到了最佳的融合点。并且美丽始终如往昔，保持着窈窕的身材和天仙般的容颜。她说，虽然少不了饮食和基础保养等方面的功劳，但瑜伽对她的容颜保养确实功不可没。

对身材和肌肤放任自流都像是遮盖你光彩的一层灰，保养是宁可千遍重复不可漏过一处的事。发梢、指甲、裸露出来的小腿、足踝、牙齿……只有即使细微处也不敷衍的认真，才会得到精致的美丽。要让自己美丽，首先要学会寻找一切让自己放松的方法，瑜伽帮助我们控制自己的身体，能让我们在极度紧张和极度放松中转换；经常放松身心滋养心灵，如此，你的容颜才不惧风雨，才能得到真正长久的巩固。

女人们不停地用脂粉、香料、口红、时装和高跟鞋来装饰外表，可内心的缺失却始终存在。或许，你可以用香奈儿来彰显自己的品位，但一本昆德拉在手，也不失为一种内外兼修。

瑜伽不仅赋予丹丹恬淡的气质，更升华了她对美丽、对生活的看法。

从青涩稚嫩到如今富于成熟女性的韵致，她的身上始终保持着少女般的纯真和清新，我想这就是她被周围的人称为"美容女王""素颜美人"的原因之一吧！

莎士比亚说，玫瑰不叫玫瑰亦无损其芬芳。对于女人而言，参透靓丽的秘密，不用穿出华丽S形外表，也是个精致女人。女人的美并非只有外表上的美

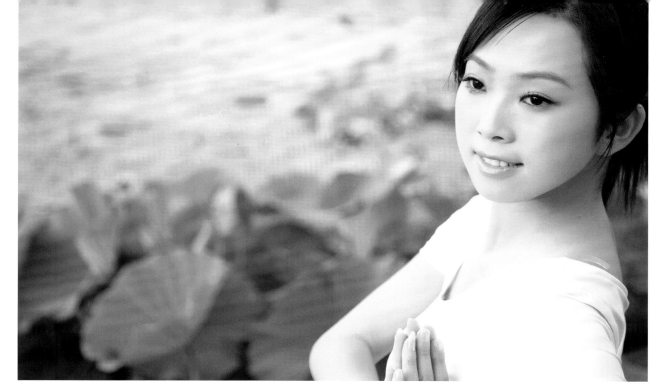

轮美奂，如果没有内心的平和淡定，没有精神的滋养，也仅仅是"花瓶"而已。女人应当追求美丽，而且必须要美丽，那就来一起走进女王的瑜伽殿堂吧！丹丹在书中为我们公开了她的私家养颜秘方。

11个保养美颜心经，从中医的角度解读，让你的身体从内而外健康清洁，纤尘不染。

8种养护脏腑的秘诀，让你的心、肝、肺、脾、胃、肾、肠和膀胱等部位都能得到全面的调养。

35种抗衰养颜的家常食物，从根本上培育你的元气，让你花最少的钱在最短时间内补足气血，调养身心。

12个从头到脚的美颜秘方，不用任何化妆品，日常按摩和运动就能让你散发出美丽的光彩。

9个瘦身美体要诀，专门针对女性易胖的部位进行瑜伽体位锻炼，让你全身上下曲线毕现。

11个独家心情养颜秘方，给自己来一场情绪美容，让困扰你许久的情绪问题消失于无形。

6套乳腺和卵巢系统的自我保养方案，根据女性的关键时期给予不同的呵护和保养，让你从根本上减缓青春凋零的步伐。

这次我们的丹丹把美丽秘方全盘托出。爱美的妹妹们不用去化妆品柜台了，看完书后买瑜伽垫开始学习吧！时间宝贵，只争朝夕，于岁月的繁琐中去捍卫你的美丽容颜吧！

美人如花，素颜如玉，出水芙蓉无须粉饰。

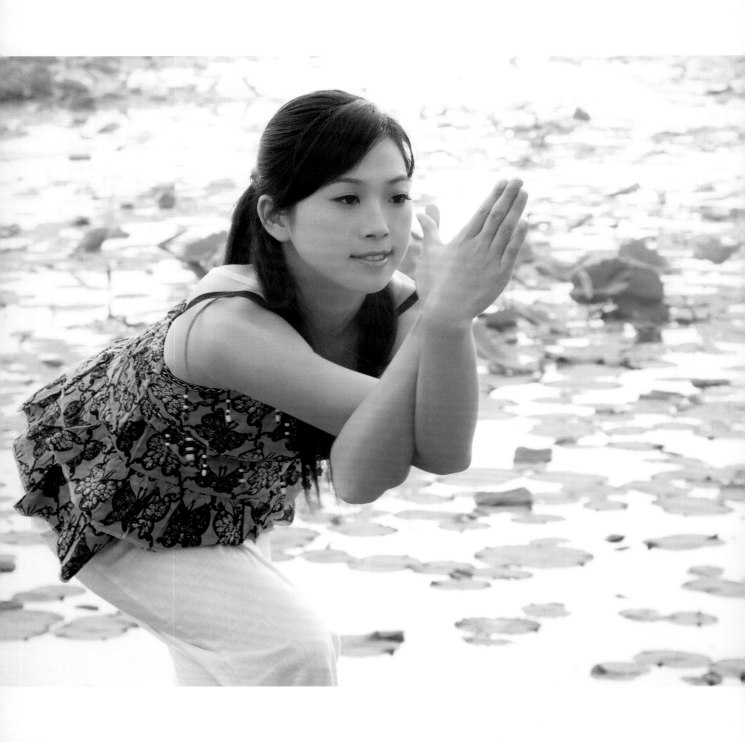

序二

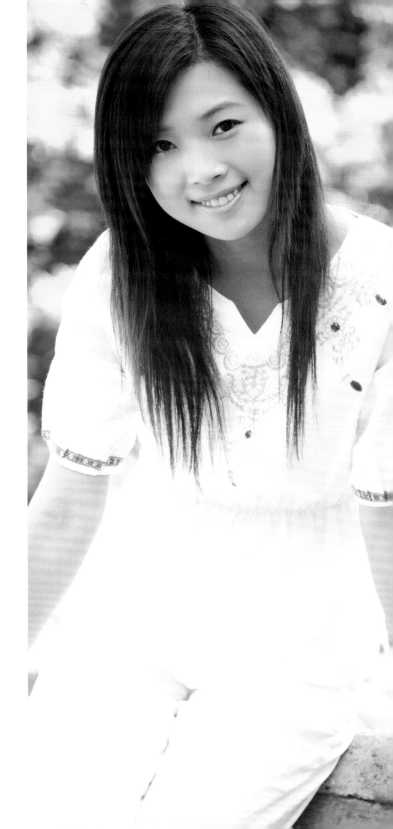

淡定从容，才能养得如水容颜

2009年的年底，我在矫林江导师的鼓励支持下创作了《30岁瑜伽玉女的养颜经》，书里面我向读者朋友们展示了我的日常生活照片，并亲自示范了瑜伽的练习步骤。这本书没有经过任何的宣传推广，在自然销售情况下居然创造了超过3万册的销售奇迹。

不好意思，我用了"奇迹"这个词。对一个草根作者、一个新手作者来说，这的确是我生命里的奇迹。

最近我接到出版社编辑的通知，这本书要重新修订出新版了。我强烈要求变更书名。

从2011年年底到现在，我回东北老家"休养生息"，和大多数平凡的女子一样，我已经为人妻，也已为人母。

只是我没有想到，在我"潜伏老家"的这段日子里，有那么多的热心读者通过各种途径在找我，甚至在网上展开了人肉搜索。

哦，亲们，请原谅我不是什么明星作家。"瑜伽玉女"最初是拜北京某大报记者的"册封"。写这本书，只是当时的一种心境所驱使。没想出名，没想抛头露面，没想做签售活动……如果你买了这本书，不要问我是谁，我在哪里。

我只希望你能多花点时间练习瑜伽，或煲一碗宠爱自己的养颜汤。

你的梳妆台上是不是排满了面霜粉底和唇彩香氛，衣橱里是不是挂满了红的绿的蓝的紫的，美容院的VIP卡是不是已有好几张……可是，亲们，这些真的够了吗？这些，真的是你想要的吗？这些，真的能够宠爱你的身心吗？

岁月在你身上留下的痕迹，不是靠瞒天过海的"障眼法"就能抹去。我们还需从行为上去宠爱自己。

我从22岁开始学瑜伽，现在十几个年头过去了。不管我人在何处，瑜伽已经成为我生活的一部分，不可分割。亲，你现在也许才20出头，拥有父母赐予的天生丽质。但年长如我时，还想年轻美丽拥有少女般的气质，那就需要内修外炼的真功夫了。

我在新版的书中，又向编辑"贡献"了几张近照，有我的结婚照，也有我日常练习瑜伽的照片。不单单是我身边的朋友们，相信你也会惊讶于时光对我的宽容。我自己也更喜欢现在的自己：淡定从容、肤色红润，比30岁之前更有女人味儿……嘘，没有别的秘密，只因为有瑜伽相伴！

容颜得以保持，虽然也少不了饮食和基础保养等方面的功劳，但瑜伽的确还是发挥着最关键的作用。温和缓慢的瑜伽不同于剧烈运动，它是配合深呼吸、强度适中的有氧运动，能让我们体内的气血动起来，不仅能够紧实你的肌肉，让你身形优美，而且能从内而外滋养你的容颜，让你的外表自然、素颜洁净，仿佛清丽脱俗的仙子，不慎坠入了凡尘。

修炼瑜伽于我，不仅是容貌和身体的锻炼，更是使自我与世界相通的生命实践。每天清晨，当我释放心灵、感受阳光的轻抚，周围的喧嚣便被一扫而空，留下完全属于我的纯净世界。美丽的身体线条、波澜不惊的平静内心，瑜伽带给我的，便是平凡生活中简单的幸福感。

瑜伽让我倾听身体和内心的声音，与真实的自己对话。它让我看到生命的本身如此美好，对生命的信念也更加强大和坚定，从而更加珍惜自己、宠爱自己。瑜伽让我从容地面对生活，不抱怨，不嫉妒，任何时候都感恩于自己拥有的，这样，生活才会变得更加美好。

瑜伽教人用极紧张和极放松的方式交替按摩身心，因此能够保持稳定平和的心情。没有什么值得我们歇斯底里，因为你的内心足够强大，不轻易随外界的影响而波动。所以，内心静好的女人，自然会呈现"姿容端丽"之相。正如古老的经典中那一句话："你的身体只是庙宇，心是其中的神，神在其中，则庙宇华丽。"

我一直坚信，女人的美和她的胸怀成正比。心态平和，即使到了七八十岁时，也会有岁月洗涤后生命的坦然、澄澈和真正成熟的美。

因此，亲们，不要怕衰老，但也不能对自己放任自流，只要你拥有一颗时刻爱美的心，生活一定不会辜负你的所有付出，同样，瑜伽也一样。

丹丹

PART 01

30多岁瑜伽女王奉行的11大
养颜真经

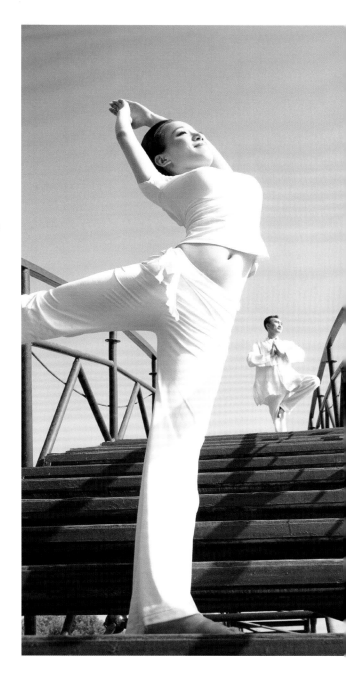

PART 02

细节决定美丽
从头到脚的调养

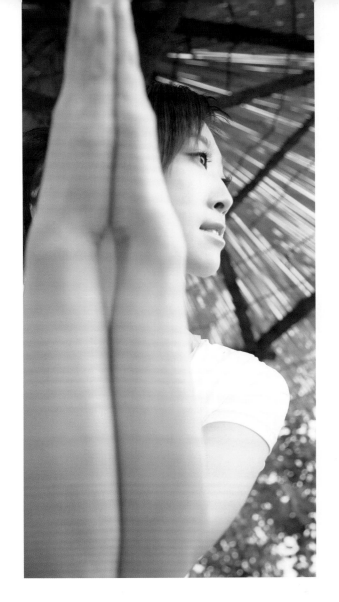

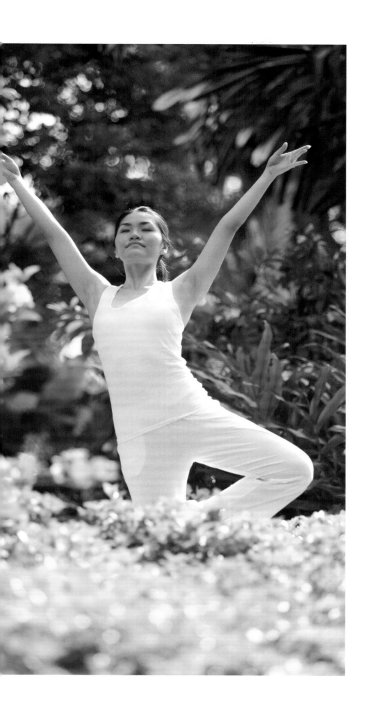

内因决定外貌
五脏六腑的调养

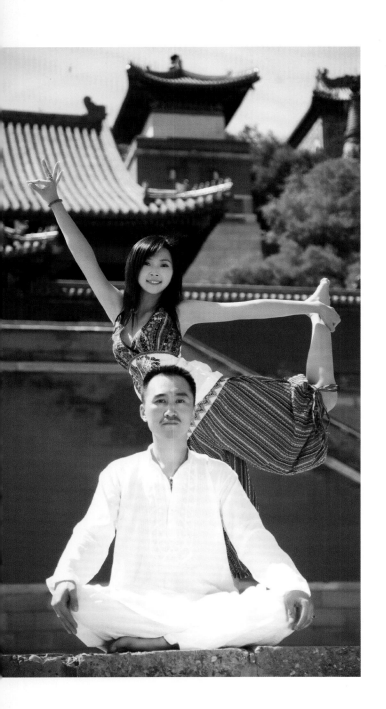

PART **04**

心情左右容颜
七情六欲的调控

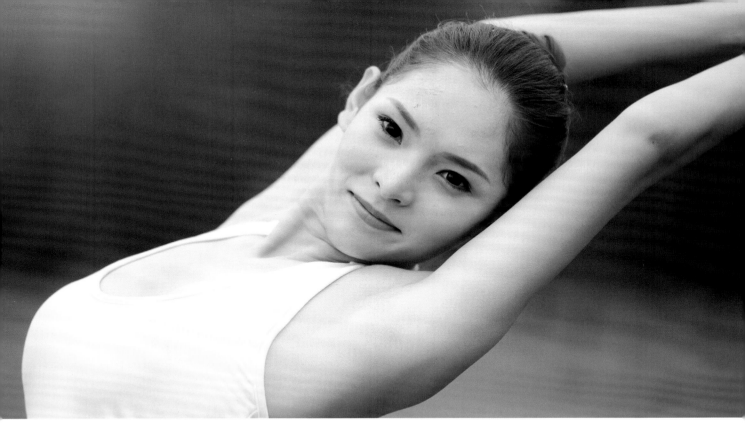

掌握养颜天机

顺应女子一生中的五大生命周期

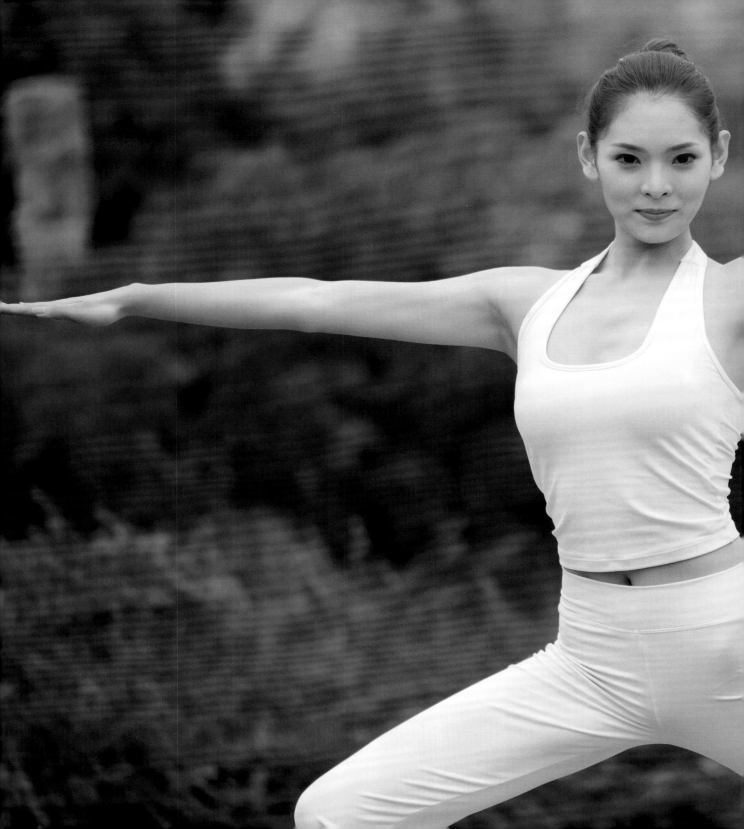

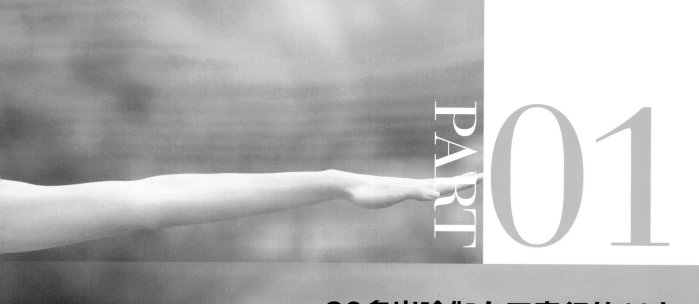

PART 01

30多岁瑜伽女王奉行的11大

养颜真经

一 | 女人养颜，根本的任务是滋阴

一直以为，女人的美，不仅仅只是眼睛、肌肤等五官的漂亮和美丽，还应包含心灵、才智、情感、情绪、个性等方面。而养颜，不仅要致力于使我们的容貌和体态更美好，还要注重心灵的滋养。

女人的容颜美和体态美，是由内而外的，只有身体内的五脏六腑得到充分的滋养，外在的容颜才会美丽似水。而身体养颜的关键就在于滋阴，滋养身体内的阴液，它可是女人一生健康幸福的通行证哦。女人是水做的，中医的说法不是养水，而是养阴。

滋阴是相对于不同内脏的火气来说的。不同的人火气在不同的地方，有些人胃火大，胃灼热，有口臭；有的人肝火旺，整天发脾气；也有些人有肺火，咳嗽。其实，平时饮食清淡多样，情绪不走极端，心平气和才能最大限度地滋阴。想想看，一个用心保养容颜的女人，她的心灵也一定是干净美好的，我们都要做这样的精致女人哦。

不吃味道浓重的食物

女人身体内的水分，是不能损耗过度的。要想拥有水嫩的肌肤，平时的饮食就要清淡。五味过甚，太咸太苦太辣的食物都是火气，都需要我们用中气来调和，会损耗我们的水源。如果它的温度特别冷或是特别烫的话，就会让我们的身体更多一层损耗。

不吃油炸和烤制的食物

我们都知道油炸就是脱水的过程，经过油炸或烤制的食物虽然口感很好，但是这些脱了水的食物一旦

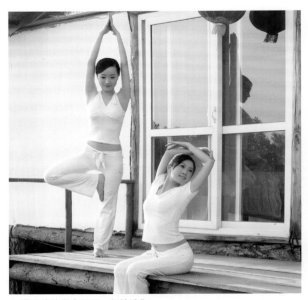

▲ 我和我的学生晶晶一起练瑜伽。

进入我们的身体，就会立刻像章鱼一样吸收我们身体里的水分，吃多了就会口干，它们会吸收我们身体内的津液。

滋阴食物逐个点

以下东西都是我常吃的，盛情推荐哦!

枸杞： 滋补肝肾，泡茶、煮粥时可以放上一点枸杞。

苦瓜： 去心火，南方到了夏天常用它煲汤，或与菠萝一起打成汁喝。

燕窝： 燕窝中所含蛋白质具有大量生物性的蛋白

分子，所以滋补作用也很好，可以用燕窝煲汤食用。

雪蛤： 东北一种林蛙的输卵管，和燕窝的效果相似，但雪蛤含激素，不如燕窝性平。

还有,我们生活中那些温和的、口味不太重的、新鲜且未加太多调料的食物都是好东西。特别是含胶原蛋白的东西，如猪蹄、鱼冻、花胶、银耳等。

瑜伽攻略之最佳体式
蝴蝶功

最佳练习时间	**早上6点、晚上8点**
最佳练习次数	**2次**
方便系数	★ ★ ★ ★ ★
呼吸方式	**腹式呼吸**

身体内的血液循环顺畅，就能滋养我们的内脏。职场佳人们常因坐得太多，血淤积在小腹部位，不流动的血积压在盆腔，容易引发炎症，脸上也就会发黄起斑。蝴蝶功通过下压双腿，可锻炼骨盆，促进骨盆的血液循环，滋养膀胱、肾脏等器官，从而改善肤色，令肌肤白里透红；同时有效地伸展背部及胯部，强化身体的柔韧度，让身体的线条更流畅。

导师提示

这个姿势对身体的关节灵活性以及腿部内侧韧带柔韧性要求较高，MM们刚练习时不要勉强，感觉舒适即可，循序渐进地伸展这些肌肉，否则容易使韧带和肌肉组织疲劳而致拉伤。

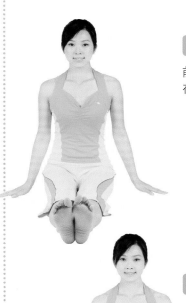

1 坐在地上，双腿双脚向前伸直并拢，手放在身体两侧。

2 弯曲双膝收回双脚，脚掌相对，脚跟尽量贴近大腿内侧近会阴位置，脚尖向前。双手抓住双脚，腰部挺直。

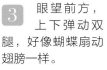

3 眼望前方，上下弹动双腿，好像蝴蝶扇动翅膀一样。

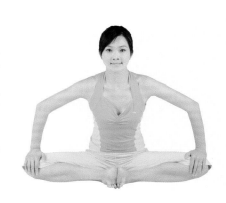

4 双手按压双膝，深呼一口气，用双肘的力量尽量将双腿平压在地上，坚持3~5次呼吸周期。然后还原至初始姿势。

二 气虚、血虚、肾虚，变成黄脸婆的祸根是"三虚"

女人都想青春永驻，即使不能，也让衰老来得慢一点，再慢一点。多么希望这能成为让岁月停驻的咒语，可是，很多姐妹刚刚迈入30岁的门槛儿，皮肤不再细腻了，脸庞不够红润了，连一直引以为傲的身材也走形了。这是谁惹的祸？其实，都是"三虚"——气虚、血虚和肾虚惹的祸，用中医理论来说，就是气血不足了，肾的阴阳两虚了。

气血的盛衰和运行畅通与否直接影响着女性的容颜状况，关系到女人一生的美丽和健康。血为气之母，气为血之帅。气行则血行，气滞则血淤。气血不充足则会让我们失眠、健忘、烦躁、惊悸、肤色黯淡、眼圈发黑、花容失色，可怕吧？

肾脏是我们生命的根本，美丽的根本。脸上的一切瑕疵以及衰老的痕迹，都可以通过调理肾脏来缓解。如果肾虚的话，会感到智力衰退、耳鸣、头发变白脱落、乳房下垂、毛孔粗大、皮肤松垮等。

女人要拥有健康，保持持久的美丽，就要"三虚同治"。因为"三虚"是相关联的，气虚的女人血必虚，气血亏虚的女人肾气也虚。青春美丽谁都想要，尽管无法留住时间，但是，我们可以掌控自己的气血，可以补养先天之本——肾。气血和肾都不虚了，就能使岁月游走的步履慢下来，令青春保持得更长久。

如何判断你是否"三虚"？首先可以从脸上的气色、手上的指甲来判定。面色淡白无血色、嘴唇苍白无华、精神萎靡，指甲没有血色，按压后很久血液才能再次充盈，这都是气血不足的表现。长期有黑眼圈，是肾虚的表现。其次，从我们的"大姨妈"上也能看出气血充足与否哦。月经量少、时间短、颜色淡，是血虚的表现。经期提前或延后，或伴有短气倦怠、腰膝酸软，这都是气虚或肾虚的表现。

补血良方——四物汤

知道吗，有着一千多年历史、中医界称之为"妇科养血第一方"的"四物汤"可是女人美丽的恩物呢。它不仅可以帮助我们活血化淤、排出血块，还能减轻月经期间的疼痛感，改善贫血状况，让手脚不易冰冷。四物汤还是美容圣品，它有助于气血顺畅。常喝四物汤能让你脸色红润、肌肤更光滑，看起来年轻好几岁呢！这可是我的养颜秘诀哦！

原料： 白芍、川芎、当归、熟地，各15克。

做法： 煮的时候用中等大小的饭碗装4碗水，煮到最后只剩一碗水的量就可以了。

用法： 早晚空腹饮用，建议温服，但是药材煮过之后最好不要隔夜再煮。

补血药膳——当归枸杞茶

原料： 当归5克，枸杞15克，红枣15克。

做法： 将当归、枸杞、红枣放入锅中，倒入500毫升水，煮10分钟即可。

特点： 制作简单，能补血调经、美容养颜、增强免疫力。

瑜伽攻略之最佳体式
乾坤扭转

最佳练习时间	早上7点、午后2点、下午6点
最佳练习次数	2次
方便系数	★ ★ ★ ★ ★
呼吸方式	腹式呼吸

　　女人的健康和美丽在于气血的充盈和肾气的强盛，只有气血运行通畅，脸才不会生斑，气色才好。要想容颜不衰、身材窈窕，首先应调治"三虚"，增强脏腑的生理功能。乾坤扭转式也称转腰式，此姿势可刺激腹腔，按摩脾脏和肝脏，促进人体消化能力，有助于滋养内脏，补足气血；还能加强腰、背和髋关节的力量，提升肾气的同时还可以改善不良体态呢。

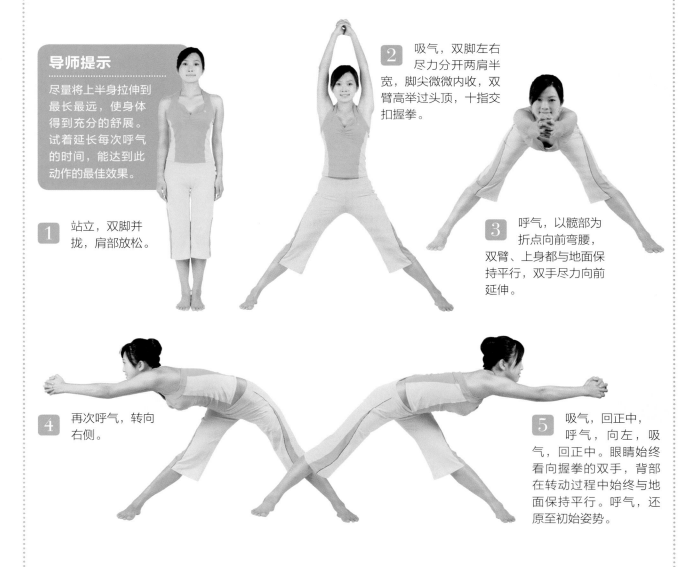

导师提示

尽量将上半身拉伸到最长最远，使身体得到充分的舒展。试着延长每次呼气的时间，能达到此动作的最佳效果。

1 站立，双脚并拢，肩部放松。

2 吸气，双脚左右尽力分开两肩半宽，脚尖微微内收，双臂高举过头顶，十指交扣握拳。

3 呼气，以髋部为折点向前弯腰，双臂、上身都与地面保持平行，双手尽力向前延伸。

4 再次呼气，转向右侧。

5 吸气，回正中，呼气，向左，吸气，回正中。眼睛始终看向握拳的双手，背部在转动过程中始终与地面保持平行。呼气，还原至初始姿势。

补肾药膳——仙人粥

原料： 何首乌30～60克，粳米60克，红枣5枚，红糖少量。

做法： 将何首乌煎取浓汁，与粳米、红枣同入砂锅内煮粥，粥熟时，放入少许红糖调味，再煮一会儿即可。早晚各服1次，可补气血、益肝肾。

补气血药膳——归参鳝鱼羹

原料： 当归10克，党参20克，鳝鱼500克，葱、姜、蒜、味精、食盐、料酒、酱油等。

做法： 将鳝鱼剖开洗净，切段。当归、党参装入纱布袋中，与鳝鱼同入锅内，放入调料，加水适量。煮沸后用文火煎煮1小时即成。早晚各服1次，有补气养血的作用。

瑜伽攻略之最佳体式
奔月式

最佳练习时间	上午8点、晚上9点
最佳练习次数	2次
方便系数	★ ★ ★
呼吸方式	腹式呼吸

气血的充盈需要身体经络的畅通，尤其要促进背部和后腰的血液循环。奔月式有伸展上肢，提升内部脏腑的功能；可以按摩整个脊柱，刺激腺体分泌；能矫正驼背，使肩关节柔软；还能充分提升胸部，预防胸部下垂，刺激胸腺分泌激素，增强人体免疫系统功能；这个体式还能自内而外调养肌肤，维持肌肤的健康。

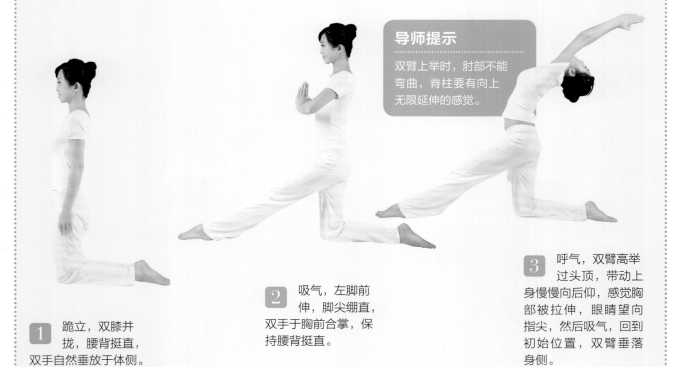

导师提示

双臂上举时，肘部不能弯曲，脊柱要有向上无限延伸的感觉。

1 跪立，双膝并拢，腰背挺直，双手自然垂放于体侧。

2 吸气，左脚前伸，脚尖绷直，双手于胸前合掌，保持腰背挺直。

3 呼气，双臂高举过头顶，带动上身慢慢向后仰，感觉胸部被拉伸，眼睛望向指尖，然后吸气，回到初始位置，双臂垂落身侧。

三 | 气血充盈的女人，完全可以不用化妆品

气血充盈的女人才能拥有靓丽容颜，任何化妆品都不及血液对女人的滋养，一旦缺血，皮肤就会没有光泽，好像蒙了一层灰；眼睛会浑浊发黄，眼球也不会熠熠生辉，而且整个人转眼就变成了"黄脸婆"。这就是宝玉说未出嫁的姑娘是珍珠，嫁了人，沾了男人浊气就变成鱼眼珠子的原因了。其实，不是男人们让我们容颜渐衰，而是生活中的忙碌操劳让我们气血不足了。

气、血是构成人体生命、生理活动的基本，想要变美的女性朋友们一定要懂得养气血哦。大家都知道，只有充盈营养的新鲜血液才能让肌肤细胞更健康洁净，富有生机。我们每个月总要消耗和流失一定的血液，加上情绪和心理变化，身体中的雌激素分泌降低，月经失调紊乱也常常发生，肌肤问题层出不穷也就不足为奇了。所以调节内分泌，提高雌激素水平，从根本上调经养血，才是女人们拥有娇美容颜的根本。

那么，如何快速判断自己的气血是否充足？身体的一些小特征能够反映。皮肤粗糙无光泽、暗黄或苍白、长斑；眼白的颜色浑浊、发黄、有血丝；头发干枯、掉发、发黄开叉；牙龈萎缩；手指腹扁平、手心偏热或偏冷或总出汗；指甲上有纵纹；晚上入睡困难，易惊易醒，夜尿多，呼吸深重或打呼噜；运动时，出现胸闷、气短、疲劳难以恢复，等等，都说明身体气血亏虚。

姐妹们最好检测一下自己是否有这些症状，如果不幸中招，就一定要通过运动和饮食来调养哦！

饮食调养

平时应多吃红枣、阿胶、桂圆、山药、生姜、红糖、白果、枸杞、花生等补血补肾的食物，它们能从根本上解决气血不足的问题，同时改善血红细胞的新陈代谢，加强真皮细胞的保水功能，它们可是让我们从内而外变美丽的法宝哦。

运动养生

运动也是调养必不可少的一个环节。平时可练习瑜伽、太极拳等舒缓运动。另外，传统中医学认为"久视伤血"，所以长时间坐在电脑前工作的职业女性，应该特别注意眼睛的休息和保养，防止因过度用眼而耗伤身体的气血。

经络疗法

经常做头部、面部、脚部保健按摩消散淤血，并坚持按摩血海穴和三阴交穴。血海穴屈膝时位于大腿内侧，用掌心盖住自己的膝盖骨（右掌按左膝，左掌按右膝），二至五指向上伸直。拇指与其余四指约成

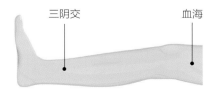
三阴交　　　　　　　血海

45度斜置，拇指尖下，即为此穴。血海穴是治疗血证的要穴，具有活血化淤、补血养血、引血归经之功。

　　每天上午9~11点刺激血海穴最好，因为这段时间是脾经经气最旺的时候，人体阳气处于上升趋势，所以直接按揉就可以了。每侧3分钟，不要用太大力，

感到穴位处有酸胀感即可，手法要以轻柔为原则。

　　三阴交穴位于内踝尖直上3寸，胫骨内侧缘后方。左右脚各一穴。功能有健脾补血、疏肝补肾。每天睡觉前按摩三阴交穴5~10分钟，以皮肤潮红为度。

瑜伽攻略之最佳体式
顶峰式

最佳练习时间	**上午10点、下午2点**
最佳练习次数	**2次**
方便系数	★ ★ ★
呼吸方式	**腹式呼吸**

　　血液是我们最好的营养品，再昂贵的化妆品都赶不上血液对女性容颜的滋养效果。顶峰式让整个脊柱得到放松和伸展，可以改善背部及头部的供血及供氧量；配合深呼吸，帮助肺部排毒，可以使肤色白里透红；稳固

的三角形能让身体各部分的运作更加平衡和稳定，使经络畅通；这个体式还能帮助小腹变得平坦紧致，让你在气色变美的同时也拥有窈窕曲线。

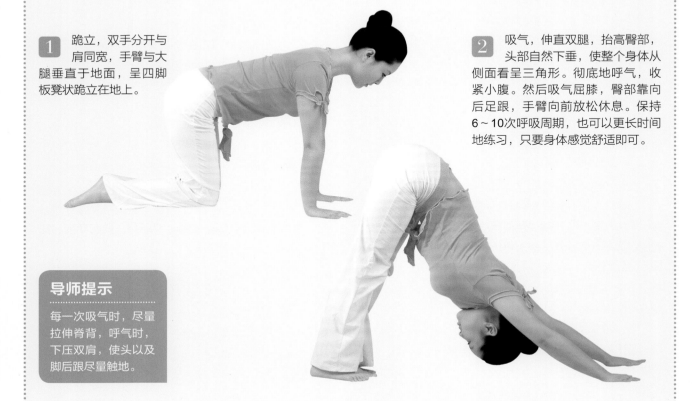

1 跪立，双手分开与肩同宽，手臂与大腿垂直于地面，呈四脚板凳状跪立在地上。

2 吸气，伸直双腿，抬高臀部，头部自然下垂，使整个身体从侧面看呈三角形。彻底地呼气，收紧小腹。然后吸气屈膝，臀部靠向后足跟，手臂向前放松休息。保持6~10次呼吸周期，也可以更长时间地练习，只要身体感觉舒适即可。

导师提示
每一次吸气时，尽量拉伸脊背，呼气时，下压双肩，使头以及脚后跟尽量触地。

四 | 保住日渐流失的雌激素，才能不惧衰老

"较之你年轻时的容颜，我更爱你此刻布满皱纹的脸。"不要心存侥幸，你爱的男人也这样对你深情款款。我们不是杜拉斯，所以，没有人会真的爱我们布满皱纹的脸。

过了25岁，你会明显地发现身体的细微变化。眼角有细纹了，出现黑眼圈了，眼睛不再清澈了，法令纹也潜滋暗长了……我们的身体不再青春蓬勃，开始走下坡路了。这时，只要你开始保养，一切还不晚。

女人年轻与否的秘密在于体内激素的浓度与平衡。激素的种类很多，对女人而言，主要有：让我们更性感美丽的雌激素与孕激素，主管身体曲线和性欲的雄激素，控制情感和情绪的血清素和负责新陈代谢的甲状腺激素。随着年龄的增长，激素分泌会自然地减少，人就会慢慢衰老。那么，我们如何来改善呢？权威人士发现，通过良好的生活方式，如饮食、健身等，调节体内的激素分泌，是维持年轻的最有效方式。

过了25岁的女人就要把抗衰老提上日程了，想要留住青春和美丽，就得设法保住日渐减少的雌激素。雌激素分泌减少，皮肤的含水量也随之减少，致使皮肤失去光泽和弹性。含天然雌激素较多且最有效也最方便的食物就是豆浆了。豆浆虽是女性养颜圣品，但也不是十全十美，大家在饮用时也要知道它的禁忌哦！

不能空腹喝豆浆

喝豆浆的同时要吃些面包、馒头等淀粉类食品，淀粉可使豆浆内的蛋白质与胃液充分地发生酶解，使营养物质被充分吸收。

豆浆里不能加红糖，不能冲鸡蛋

因为红糖里面有多种有机酸，它们和豆浆里的蛋白酶结合，容易使蛋白质变性沉淀，不容易被人体吸收。鸡蛋中的蛋清会与豆浆的胰蛋白酶结合，不能被人体吸收。

不能用暖瓶装豆浆来保温

因为暖瓶温湿的内环境极有利于细菌繁殖。另外，豆浆里的皂毒素还能够溶解暖瓶里的水垢，喝了会危害人体健康。

不能喝没煮熟的豆浆

生豆浆里含有皂毒素、胰蛋白酶抑制物等有害物质，会让人产生恶心、呕吐、腹泻等中毒症状。

不能与药物同饮

有些药物会破坏豆浆的营养成分，如四环素、红霉素等抗生素类药物。

不适合喝豆浆的人群

豆浆性质偏寒，消化不良、嗳气和肾功能不好的姐妹，最好少喝豆浆。另外，豆浆在酶的作用下会产气，所以易腹胀、腹泻的女性最好也别喝豆浆。有痛风症状以及乏力、体虚、精神疲倦等症状，体质虚寒的女性也不适宜饮用豆浆。

瑜伽攻略之最佳体式
顶礼式

最佳练习时间	下午2~4点
最佳练习次数	1次
方便系数	★★
呼吸方式	腹式呼吸

激素平衡是女人维持年轻状态的最大功臣。随着年龄的增长，女性体内的激素指数会慢慢减少，因此如何刺激体内激素的生成，则是防止衰老的关键。这个体式能促进松果体和垂体的分泌功能，从而分泌出各种不同作用的激素；还能使血液倒流至头部，并以血液滋养头面部的肌肤，改善肤质，消除脸部细纹和水肿。

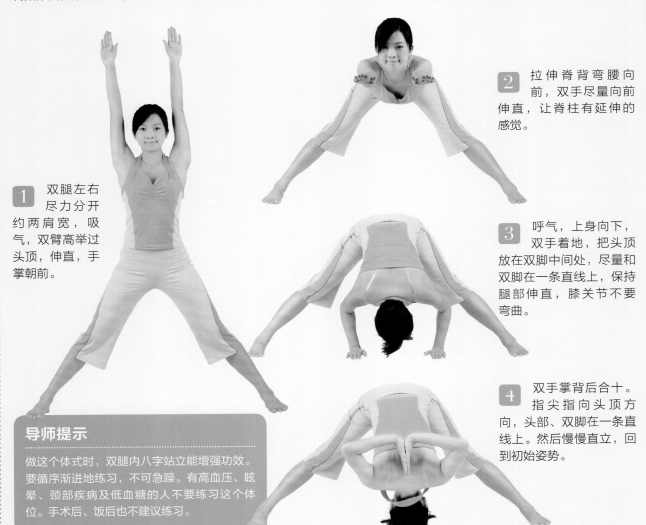

1 双腿左右尽力分开约两肩宽，吸气，双臂高举过头顶，伸直，手掌朝前。

2 拉伸脊背弯腰向前，双手尽量向前伸直，让脊柱有延伸的感觉。

3 呼气，上身向下，双手着地，把头顶放在双脚中间处，尽量和双脚在一条直线上，保持腿部伸直，膝关节不要弯曲。

4 双手掌背后合十。指尖指向头顶方向，头部、双脚在一条直线上。然后慢慢直立，回到初始姿势。

导师提示

做这个体式时，双腿内八字站立能增强功效。要循序渐进地练习，不可急躁。有高血压、眩晕、颈部疾病及低血糖的人不要练习这个体位。手术后、饭后也不建议练习。

五 | 驱除寒气，暖女人才漂亮

时下坊间流传着"美人新条件"，就是说美女的体温最好是36.7度，最低也不能低于36度。而大部分年轻女性们体温都不达标，别以为这是无足轻重的小问题，实际上这种时髦病叫"体寒症"。"每天感到身体倦怠酸软""常常偏头痛""精神还恍惚"……其实并没有感冒等生病症状，但你的身体就是一直不能得到真正的舒适，就像困在沼泽中的人，上不来，下不去。

体温低并不会让你更冷静清醒、从容客观，相反只会让你的免疫力低下，身体的所有机能都无法正常运作，大脑的活动会变迟钝，内脏也会失去活力。爱美的女性们可要记清楚了，中医认为，"十病九寒"，绝大部分疾病都是由寒气引起的。也就是说寒气是导致我们生病的主要原因。入侵身体的寒邪能使气血凝滞，像肠胃功能失调、失眠、痛经、经前浮肿等，都有可能是寒气引起的呢。

冷是一切麻烦的根源。冷女人血行不畅，血液无法将老化废物排出，脸上就会长痘痘和斑点，体内的能量不能润泽皮肤，皮肤就没有生机。还有更可怕的一点就是，我们的生殖系统是最怕冷的，一旦我们的体温过低，它就会选择长更多的脂肪来保温，我们的肚脐下就会长肥肉。而一旦气血充足温暖，这些肥肉没有存在的必要，就会自动跑光光。

祛寒是女人养颜的关键。有时间的话，大家不妨多泡热水澡，多运动；平时注意饮食均衡，吃温暖的食物，驱除身体内的寒气，这样我们的容颜才会暖如晨曦哦。

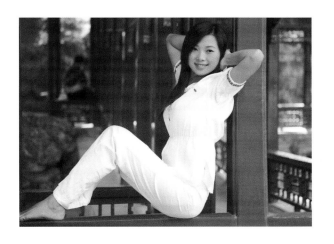

饮食搭配，让身体恢复正常温度

想要提高自己的体温，就需要重新对自己的生活习惯进行全面的审视，其中效果最好且马上见效的就是饮食调养！

很多姐妹们节食，怕脂肪不敢吃肉，只吃青菜水果，而青菜水果性寒凉的居多。其实，肉可是我们女性的恩物呢，尤其是牛肉和羊肉，含有大量的铁质，可以有效地避免贫血。另外，可多吃一些温热食物增强身体的御寒力。含铁丰富或是比较温和的东西也要多吃，如生姜、红枣、动物血、糯米酒、樱桃等。

良好运动方式，动出来的美丽

职场女性们经常在办公室里一坐就是一整天，因为坐得太多，血就淤在小腹部位了。流水不腐，老是不流动的血积压在我们的盆腔，盆腔就会产生炎症，脸上自然就会发黄起斑。就算不至于发炎，不畅通的血堵在皮肤的毛细血管里，也会让肤色显得怪异。因此，不要久坐，间隔一个小时起来伸伸胳膊转转腰，让你的身体动起来。

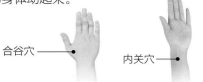

合谷穴 —— 　　　内关穴 ——

再者，女性爱美，穿束身内衣，穿丝袜，太紧或太薄的衣物让你的生殖系统血供不足，就更冷，冷就会长更多的肉。事实上，体温上升后，身体处于容易燃烧脂肪的状态，反而能得到减肥的效果。

穴位大法，让你不再做冰雪公主

为了暖起来，让血液循环更加畅通，可以按摩身体的几个穴位。大拇指内侧的合谷穴、手腕内侧的内

瑜伽攻略之最佳体式
轮式

最佳练习时间	早上7点、下午4点
最佳练习次数	2次
方便系数	★★
呼吸方式	腹式呼吸

我们的小腹最怕冷，而寒气大多是从腹部入侵的。轮式使身体向上成拱形，能疏通全身气血，滋养和增强腹部各肌肉群，使许多内脏器官和腺体受益；而且在伸展和增强脊柱、使身体保持柔软和敏捷的同时，还能增强体力及免疫力；还可矫正塌肩驼背，美化身材曲线；这个体式还能扩展胸部及肺部，增强肺活量，让身体更强健，不易受寒邪入侵。

导师提示

练习此动作不要操之过急，也不要勉强，动作完成后，臀肌夹紧，肛门缩紧，腰尽量向上推到有紧实感即可。练习时注意呼吸是否顺畅，并将意识放在全身正面被牵引处。腰部有伤、高血压、低血压、严重腰椎病、眩晕病患者禁做此动作。

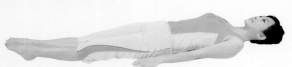

1 仰卧在地上，双手自然放在身体两侧，双腿双脚并拢，脚尖绷紧。

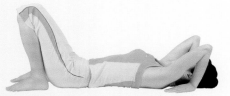

2 弯曲双膝，尽量将双脚靠近臀部，双手向后放在头两侧的地上，指尖指向双肩的方向。

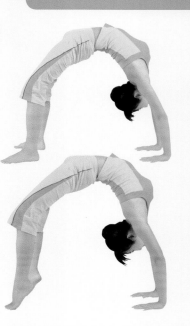

3 吸气，腰腹部肌肉收紧，用力撑起上半身。臀部、双腿及腰部成弧形，用双脚和双手的力量支撑腰部身体，带动身体重心上移。

4 呼气，脚尖点地，脚后跟抬起，坚持2个呼吸周期，然后放松，还原至初始姿势。

关穴及膝盖下方的足三里穴是全身气血运行的三个要塞，在工作之余随手按几十次，就能感到一丝暖流袭来，长期坚持，冰冷的寒意自然就无影无踪了。

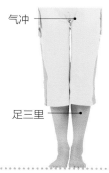

气冲

足三里

晚上睡觉前，可以多按按大腿根内侧的气冲穴和脚底的涌泉穴。掌握这些小技巧，长期坚持下来，就能让你脸色红润，手脚温暖。

瑜伽攻略之最佳体式
风箱调息

最佳练习时间	上午8点
最佳练习次数	2次
方便系数	★ ★ ★ ★ ★
呼吸方式	腹式呼吸

祛寒的关键是要提高身体各脏腑器官功能。风箱调息指用鼻子呼吸，呼气时要用稳定的喉呼吸方式。能增强脾脏、肝脏和胰脏的活力，提高人体消化器官的功能，调节内分泌腺的分泌；增加氧气的吸入量，净化血液，并提高肺活量和肺功能，让肤色更健康靓丽；在心理方面，能消除疲劳、减轻焦虑，改善精神面貌。

导师提示

练习时应避免剧烈的呼吸运动，让身体保持不动并放松。有头晕和胸闷的现象说明练习方法有误，要立即停止。初学者要慎重练习，有高血压、眩晕症、心脏病的人不建议练习。身心疲惫时禁做。

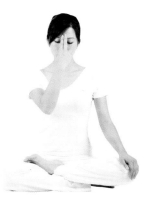

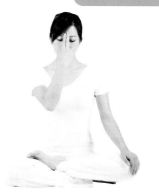

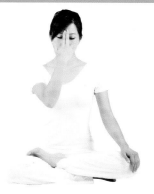

1 放松身体，以舒适坐姿坐好，调整呼吸。伸出右手，食指中指放于眉心处（双眉中间的位置），大拇指、无名指放于鼻翼两侧。

2 用大拇指盖住右鼻孔，用左鼻孔做腹式呼吸，连续吸气和呼气，像铁匠的风箱一样让腹部扩张和收缩，有节奏、快速地做10～20次完整的呼吸；最后一次呼吸时，深深地吸一口气做内悬息3～5秒后，用喉呼吸的方法呼出气体。

3 用无名指盖住左鼻孔，重复做腹式呼吸10～20次。然后放松，还原。

六 | 经络畅通无阻，才能留住青春

让美丽逃脱时光的雕刻，这能不能够成为现实？其实，只要你想，就会有奇迹。优雅的赵雅芝50岁依然气质娴静，不老传奇潘迎紫50岁还依然貌若天仙，肌肤白嫩润泽，光彩照人……她们有什么不老秘诀？除了常见的保养之外，还有一个秘密，就是对经络的疏导。

经络虽然是肉眼看不到的气血通道，却沟通着人体的脏腑和体表，它与人体的生长发育和五脏六腑的功能都有密切的关联。我们的肌肤、骨骼、脏腑都需要气血的灌溉，如果经络淤塞不通，气血就不能顺利到达身体的各个部位。

大都市的紧张节奏、精神压力，不合理的饮食以及过少的运动量等因素都让我们的经络有更多堵塞的理由。要想青春永驻，最根本的措施就是要打通淤塞的经络，使气机顺畅，血气充足，从本质上协调脏腑机能。

疏通经络有很多切实可行的方法，如针灸、按摩穴位等。最全面、最直接的办法是瑜伽中专门刺激穴位的各种伸展、扭动、弯曲动作。瑜伽利用身体各部位间的接触、身体与地面的接触，对各个穴位进行刺激，从而调整我们的内分泌、改善淋巴系统和血液循环、促进皮肤和各个器官的新陈代谢、去除我们体内不良和有毒的废物、增强免疫力，进而达到塑造人体完美曲线的目的。

我常常在练习完一套瑜伽动作后，对相关重点穴位辅以按摩，事实证明，这样可以达到事半功倍的效果。

经络的功能是行血气、营阴阳，它能让女人美得自然，美得由内而外。人体经络的每个穴位对养颜都很重要哦，不同的穴位可以去除不同的容颜隐患，比如长了痘痘，可以敲打带脉，同时按摩阳陵泉穴；经常熬夜，有"熊猫眼"，每天刺激双侧肝俞穴、膈俞穴、太溪穴3～5分钟，睡前按揉双侧三阴交穴就可以跟黑眼圈说再见；嘴唇发干、脱皮的女性朋友们可以按揉三阴交穴、涌泉穴和太溪穴，从内滋养便可使双唇娇嫩鲜滑。

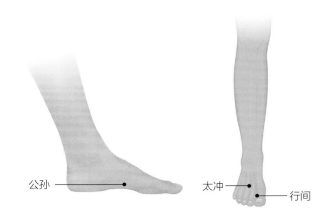

公孙　　　　　　　　太冲　　行间

安全减肥，按摩肝、脾经

魔鬼身材人人向往，健康的瘦才是王道！不是麻秆，不是排骨，不是让男人们看得心惊，碰得心疼。节食太难受，运动太辛苦，吃减肥药太不安全。想要安全的瘦，轻松按压穴位即可办到，何乐而不为呢？

中医理论说，造成人体肥胖的原因主要是肝郁和脾虚。肝郁使胆汁分泌不足，脾虚使胰腺功能减弱，而胆汁和胰腺恰恰是消解人体多余脂肪的主要力量。

常揉肝经的太冲穴至行间穴部分，大腿赘肉过多的人，最好用拇指从肝经腿根部推到膝窝曲泉穴100次；每日敲带脉穴300次，用拳峰或指节敲打大腿外侧胆经3分钟，即可改善肝郁症状。消除脾虚的方法更简单，每天按摩小腿脾经，重点刺激公孙穴就可以。

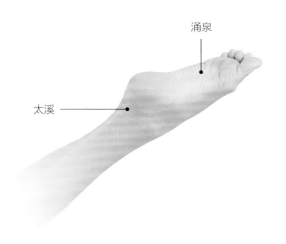

涌泉

太溪

肾气充足，才有乌黑秀发

一个人的发质如何与肾气有很大的关系。肾为先天之本，肾气不固了，头发也不会安安稳稳地待着，会出现发质干枯没有光泽，掉发等现象。姐妹们想要拥有靓丽秀发，可按摩太溪穴和涌泉穴补肾。

太溪穴是肾经的原穴，涌泉穴是肾经的井穴，每天按摩就有助于补肾固发。具体方法是：晚上睡前用热水泡脚10分钟，让脚充分放松后，按揉双侧太溪穴2分钟，再刺激两侧涌泉穴3分钟，直到有酸胀和发麻的感觉为止。同时，每天早晚按摩腰部，使腰部发热，也是补肾的良方。

滋养秀发的另一方法是按摩头部。用梳子梳头就相当于对头上的各个穴位进行按摩，可以疏通血脉，使气血流畅，不但可以起到调节大脑功能、延缓衰老的作用，还能改善头皮细胞和毛囊的健康状况，使头发富有光泽和弹性。

日常保养，使经络畅通无阻

养生"菜鸟"们总是搞不懂太复杂的东西，其实生活中稍加注意，便可保持经络畅通。具体来说，有以下几种方法。

首先是运动。因为"动形以达郁""动则不衰"，只有动，气血才能畅流全身。

其次要常吃一些能够理气活血的药物和食物，如陈皮、木香、砂仁、当归、川芎、核桃仁、红花、油菜、黑豆等。

最后，要保持心境平和，不大悲大喜。看得开，放得下，是一种人生大智慧，胸怀坦荡，心情好，不为得失而悲喜，就会使人体气血调和，心情开朗，精神振奋，有助于延年益寿。

瑜伽攻略之最佳体式
站立扭脊式

最佳练习时间	**早上7点、下午2点**
最佳练习次数	**2次**
方便系数	★ ★ ★ ★
呼吸方式	**腹式呼吸**

经络畅通，气血才能顺畅到达人体的各个系统。瑜伽中的各种伸展、扭动、弯曲动作，能有效地刺激穴位，疏通经络，使气血运行通畅。站立扭脊式围绕脊柱来进行扭转和伸展，在最大范围内活动了背部肌群有助于增强脊柱的灵活性，保持脊柱的弹性和健康，增加髋部和脊柱的柔韧性；使内脏器官恢复活力，改善其功能，从而增强免疫力。

导师提示

上身扭转的过程中，要保持下肢的稳定，双腿要伸直。不要耸肩向前，以便于更好地按摩、拉伸脊椎。

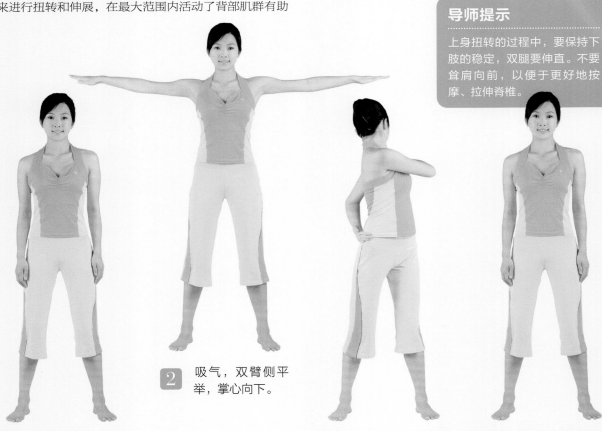

1　站立，双脚开立与肩同宽，双手自然垂落于体侧，目视前方。

2　吸气，双臂侧平举，掌心向下。

3　呼气，屈左肘紧贴右髋骨外侧，掌心朝外，屈右肘，手轻轻搭放在左肩上。

4　放松，还原为初始姿势，做另一边练习后，还原为基本站姿。

瑜伽攻略之最佳体式
清理经络调息

最佳练习时间	**早上6点30分**
最佳练习次数	**2次**
方便系数	★ ★ ★ ★ ★
呼吸方式	**腹式呼吸**

　　清理经络调息也叫左右交替呼吸法，它通过用左右鼻孔交替式呼吸的方法让冷与热、静与动达到平衡，清理左右经脉，让生命之气畅通地流动。这种调息方法能增加血液中的含氧量，促进血液和淋巴系统的循环，清除血液中的毒素；清理由鼻至肺的整个呼吸系统，让人精神焕发，平和宁静，使人不论在心理还是生理上均处于健康状态；经常练习还可提高免疫力，预防各种呼吸道传染病。

导师提示

呼吸不要太勉强，呼气和吸气的时间一样长。在呼吸的过程中最好没有声音，当你感觉到身体疲倦或处于消极状态时，就结束呼吸练习。神经性偏头痛、癫痫病、大病初愈、腹部手术刚痊愈的人群不适合做调息练习。最好在空腹并解决大小便之后练习。

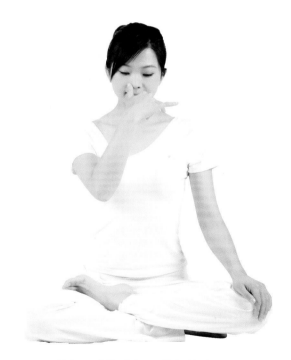

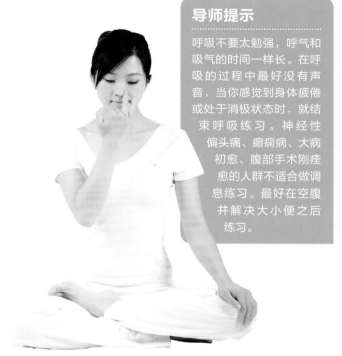

1 以舒适坐姿坐好，背部伸直，闭上双眼，放松，逐渐把注意力集中在呼吸上；伸出右手，弯曲食指和中指，大拇指和无名指抵于鼻翼两侧；大拇指压住右鼻孔，用左鼻孔吸气。

2 用无名指压住左鼻孔，以右鼻孔呼气；然后，以右鼻孔吸气，再压住右鼻孔，以左鼻孔呼气。这是一个回合，可做**25**个回合。

七 | 驱除体内湿热，水肿妹变身窈窕淑女

真正的美女是能抵挡岁月侵袭，经受重重考验的。稍微吃点儿辣的菜，熬了一下夜，多喝了一点水，次日便痘痘上脸，眼圈发黑，身体浮肿，整个花容失色。这些都是体内湿热惹的祸。我们不要做娇嫩的花朵，我们要做最坚韧的美丽花朵。驱除体内的湿热之气，去掉体内的多余水分，我们才能神清气爽做第一眼的大美女！

女人是水做的，身体里有一定的水分，如果代谢顺畅人就会很舒服，如果水分滞留在身体里，人就会显得胖胖的，脸圆鼓鼓的，眼皮肿肿的。

我们体内好的水分可以滋养五脏六腑，让人心情安宁，皮肤润泽，而不该有的水分则是引起疑难杂症的根源。阴雨绵绵的天气，潮湿的空气，容易使人受湿邪的侵袭，出现"湿重"，也就是湿证，即体内滞留多余水分。湿证往往是由于脾胃虚弱、水湿无法顺利排出造成的，姐妹们会觉得眼周浮肿、小腹鼓鼓、身体倦怠、手重脚重，18岁的小瓜子脸变成了35岁的熟女脸，体重增加、肠胃不舒服。

如果驱除了体内的湿气，我们的脸就会变得光洁干净，没有了多余水分，我们也会变得更苗条，身材更轻盈，脸会更小更精致！

洗澡+按摩，去湿最有效

早上起来眼睛肿，杂志上告诉我们用冰块、冰凉的铁汤匙去敷眼睛。没错！但是，这只是应急之策，身体里的水分滞留是肾和淋巴的问题。你可以每天晚上坚持按摩淋巴和肾经3分钟，人体的淋巴集中在脖子、腋下、大腿根。还要搓热双手按摩后腰，促使肾脏血液循环加快，每天坚持，就能养出让明星也羡慕的脸和身材哦。

另外，洗个温水澡并稍事按摩是更健康的排水方式。温水澡能让身体微微出汗，配合简单的按摩手法，不仅可以起到排出体内湿邪的作用，也是一种很好的放松方式。如果有时间，每周一次的身体SPA，借由专业按摩师的理疗手法，可以得到更佳的排毒排水效果。

清淡饮食，吃对有利的食物

预防水肿最主要的是要少吃重口味的食物，平时一定要注意控制油炸食物和盐的摄入量，特别是盐和酱油，这些都是美容的克星。吃太多盐时，肾脏就不能及时将摄入体内过多的钠排出，血液中钠离子浓度也就会升高，从而导致较多的水进入血管，极易造成水钠潴留，水肿也就不请自来。你虽没多吃，看上去却比别人大一号。所以，从今天就开始清淡低盐饮食吧！

化痰去湿的最好食物是：茯苓粉和薏仁粉。它们都是去湿的，如果感觉嗓子里有痰，可以加柠檬，就能解决大问题了。茯苓粉和薏仁粉都能健脾胃，脾胃好，我们的皮肤就紧致红润。但我们最好首选茯苓粉。因为茯苓性平，而薏仁性凉，茯苓有宁心安神的功效，还能补肾，对腰膝酸软、头晕目眩、浮肿等症状都有一定的作用。

瑜伽攻略之最佳体式
步步莲花

最佳练习时间	晚上9点
最佳练习次数	3~5次
方便系数	★ ★ ★ ★ ★
呼吸方式	腹式呼吸

许多恼人的额外体重是因为你体内的湿气在作祟，想要除湿，除了饮食外，运动排汗最有效。因为湿气引起的水肿大部分都表现在双腿上，去除水肿就能让双腿紧致。这个体式让双腿像踩自行车一样上下摆动，能灵活髋关节和膝关节，消除大腿水肿和赘肉，恢复双腿活力，排毒轻身，使腿部线条变得修长。

导师提示

练习过程中，蹬出的一条腿尽量伸直，建议保持腿部与地面平行，或分别呈45度、90度角，多坚持2~3秒，将注意力放在小腹上。

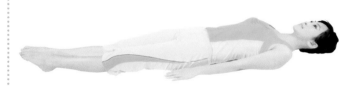

1 仰卧在地上，双手自然放在身体两侧，双腿双脚并拢，脚尖绷紧。

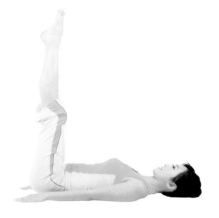

2 吸气，同时向上抬高双腿与地面呈90度角。

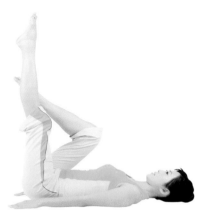

3 呼气，双膝交替弯曲呈蹬自行车状，保持上身和手臂的放松。

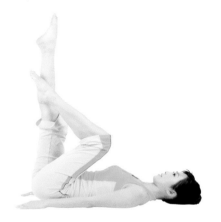

4 进行反方向划圈练习，保持自然呼吸；然后还原至初始姿势。

水肿的女人需"壮阳"

通过保鲜膜包裹身体来出汗减肥，减的是不该减的水分，只有通过补肾壮阳才有可能真正减走那些让你显得臃肿的水分。肾脏阳气不足，就会造成心脏阳气不足，使湿气滞留。配合补肾阳和心阳的食物，阳气充足就能化气行水，消除你因为水肿而造成的肥胖。

将生姜和薏仁配合食用则能温暖阳气又利水，双管齐下，减肥效果更好。此外，大葱、橘子、柚子、桂圆、荔枝、无花果、土豆、红小豆、黑豆等单独服用也有助于改善水肿症状。

运动排汗最去湿

在所有的去水肿方法中，运动出汗是最不能被忽略的一种。进行适度的运动不仅能增强体质，提高机体的抗病力，还可以助消化，促进气血流通，进而防止内生湿邪。同时，运动时身体微微出汗，还能带走体内多余的水分，让身体感觉更加轻盈。运动最好选择在清晨或晚间相对凉爽时进行，以瑜伽、散步、快走、慢跑、各种球类、太极拳等运动方式为宜。

在运动锻炼过程中，出汗过多时，可适当饮用绿豆盐水汤，切不可饮用大量凉开水，更不能立即用冷水冲头、淋浴。

瑜伽攻略之最佳体式
虎式

最佳练习时间	**午后2点**
最佳练习次数	**4次**
方便系数	★ ★ ★ ★ ★
呼吸方式	**腹式呼吸**

去湿就是让我们拥有轻盈的身心，虎式可以让我们拥有紧致的肌肉线条和优美的体态。练习时集中精神，用心感受身体的轻盈，仿佛大腿、臀部和后腰的脂肪正在燃烧。练习虎式能够灵活脊柱各个关节；还能美化臀形，强化生殖器官。

导师提示

双臂下压时，肘部不能弯曲，脊柱要有向上无限延伸的感觉。

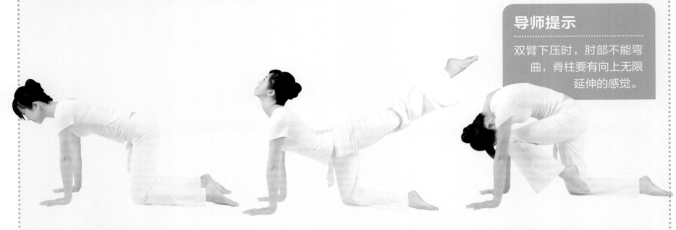

1 跪立，双手分开与肩同宽，手臂与大腿都要垂直于地面，呈四脚板凳状跪立在地上。

2 吸气，抬头、塌腰、提臀的同时左腿向后蹬出，尽量抬高，身体重心上提，髋骨保持与地面平行，眼睛向上看，肩膀放松。

3 呼气，低头，含胸，收缩腹部，用鼻尖去碰左膝盖。保持3个呼吸周期，做另一侧练习。

八 | 提高呼吸的深度，加快美丽的速度

我们天天关注着外在的美丽，却总忽略身体的内在。忙于工作、忙于应酬的你有多久没有深呼吸了？有多久没有陶醉于郊外新鲜清新的空气了？虽然没时间找一个环境优美的草地，但我们都需要呼吸。深呼吸，不仅对我们的身体有益，而且会让我们的脸变紧致变立体哦。

呼吸是每人每天必做的功课，大多数女性呼吸都比较浅。呼吸深浅直接影响到我们的脸蛋，杂志上说，浅浅的呼吸会让你在不知不觉间脸越来越平、越来越大，就再也没有精致的五官了呢。

肺主呼吸，肾主纳气。中医认为呼吸并不单是肺管理，吸气靠肾，呼气靠肺，肺和肾配合好才能正常平和地呼吸。如果肾气虚弱，则吸气困难。呼多吸少，动则耗气，肺和肾的气更容易衰弱，气不足则不能统摄津液，动不动就会出汗。肾气能够将身体里的一切精华吸收并保存起来，如果肾气虚弱，则会早衰。

呼吸能够调节身体神经系统，为血液提供充足的养分，放松身心。在呼吸时，身体能吸入充足的氧气，使血液及身体组织获得活力。

我们的呼吸越是沉静、缓慢、悠长，我们的心情就越是平淡安宁，同样，我们的身体才越健康。所以，姐妹们练习瑜伽的腹式呼吸法也要配合肾气的补充，才能使你的呼吸越来越沉，越来越深。而呼吸沉静之后，你的脸色会变得红润有光彩，皮肤会更加细腻润泽。

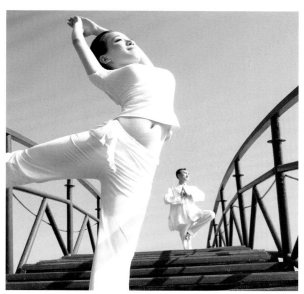

▲ 跟随矫林江导师练习了8年瑜伽。8年时光，岁月为我而停驻在与瑜伽相遇的那一刻……

简单的腹式呼吸就可以取代化妆品

天天按摩腹部可以保持腹部的活力，可是太麻烦，最简便的就是瑜伽的腹式呼吸法。在任何可能的时候，在睡前或是等车时，关注自己的呼吸，吸气的时候小腹胀满，呼气的时候小腹向内收，就能使腹部得到良好的运动。因为用手是一种外力，而用自己的气息可以调动全身力量。

经常做腹式呼吸，小腹向里收的程度会越来越多，内脏得到很好的按摩，肠子里的"脏东西"就会

排出体外，腰会变细，消化功能也会变好。拥有了活力四射的内脏，我们的皮肤才有足够的弹性来抵消向下的重力，该曲线流畅的地方一点也不会含糊。

且那并不利于减肥，减肥最有效的运动是腰腹部和大腿内部的拉伸动作，比如压腿、前后左右扭腰，总之是以腰部为重点的训练。需要特别注意的是，做这些动作的时候要缓慢温和，动作不能太急促，否则一停下来血就会更多地淤积在腰部哦。此外，温和的瑜伽注重呼吸，能调匀身体里的气，气行则血行。

最有效的减肥运动

我们不是运动狂人，不需要过分剧烈地运动，而

瑜伽攻略之最佳体式
骆驼式

最佳练习时间	上午8点、下午5点
最佳练习次数	2次
方便系数	★ ★ ★ ★ ★
呼吸方式	腹式呼吸

呼吸越深，人越美丽，骆驼式能够扩展胸部，增加肺活量，能够让我们更深长地呼吸；能伸展和强壮脊柱，使血液滋养脊柱神经，柔化肩关节，塑造美人背；矫正驼背，强健腹肌，调理内脏；同时缓解生理期的不

适，强健女性生殖系统。这个体式还能将血液带到面部，滋润、活化肌肤，令肌肤嫩透莹润。

导师提示

为了保护腰背，做这个体式时，可用手护住腰部，再让身体慢慢下压。头、胸、腰部后仰的同时，胯部尽量前送，使大腿垂直地面。建议高血压患者或者腰背部有问题的人不要练习此体式。做完这个动作后，也可以用大拜式放松腰部。

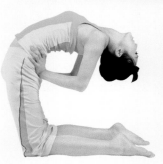

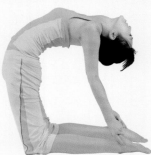

1 跪立，双腿分开与肩同宽，吸气，腰背挺直。

2 双臂屈肘，手扶于后腰，五指张开，上身保持直立。

3 呼气，上身慢慢后仰，并让颈部放松。

4 双手抓住双脚，放松头部，髋部、脊柱向前推出，尽量让大腿与地面保持垂直，保持数秒，自然地呼吸。然后慢慢还原至初始姿势。

九 | 七大腺体，攸关肌肤的美艳

"激素"是什么东西？它可决定着女人的美丽和年轻哦。有了它，女人就像被阳光和雨露滋润着，充满芬芳和绚烂；没有了它，容颜如同凋谢的花朵，香消玉殒的日子将近。在我们体内有200多种激素在起着作用，它们的分泌旺盛与否，将直接影响我们的精神面貌和气色。要想让我们永葆青春，就要靠这些腺体的力量。激素，旧称荷尔蒙，英文为Hormone，意思是"使某物运转"。激素在血液里不停地流动，一旦到达目的地，就附在目标细胞的表面，刺激其发挥特殊的功能。而激素源自哪里呢？它由体内分泌腺所产生。

松果体

松果体能分泌出许多微妙的激素。目前，已知松果体分泌的一种激素可以延缓细胞老化。对于瑜伽修行者而言，松果体就是人类的"第三只眼"。

松果体又名脑上腺，分泌褪黑素，这种激素能缩短入睡时间和睡前觉醒时间，改善睡眠质量。它的合成受光照的调节，白天浓度降低，夜晚升高，它的这种昼夜周期性的变化能影响我们的睡眠、觉醒、月经周期等。所以，如果我们的松果体分泌的褪黑素正常，带给我们最现实的好处就是：每天有个好睡眠。

垂体

垂体是人体最重要的内分泌腺，会分泌出各种不同作用的激素。它能直接或间接地调节和控制全身的内分泌腺活动，如其他腺体的分泌、人体生长发育、体温调节、血液循环等。当垂体正常发挥作用时，血液循环便会通畅，肌肤就会得到血液的滋养而保持健康、红润、光滑。练习瑜伽有助于维持垂体的正常分泌功能，起到美容的作用。垂体所分泌的激素中有一种是"催乳素"，是造就女性至美乳房的宝贝激素，它不仅能打造出丰挺、圆润的女性乳房，而且可维持乳腺的正常功能，让我们离乳腺疾病远远的！

甲状腺和甲状旁腺

颈部的甲状腺是成年人最大的内分泌腺。如果其功能正常，则能维持身体的新陈代谢，有利于保持健康肌肤。瑜伽体位能刺激甲状腺发挥作用，从内而外调养肌肤。

甲状旁腺分泌的甲状旁腺素也是激素的一种，它的主要功能是调节体内钙和磷的代谢。当甲状旁腺机能不正常时，就会出现骨质疏松，发生骨变形和自发性骨折，人的体态也会萎缩而不再挺拔。

胸腺

胸腺位于心脏附近的胸骨后面，其不仅是内分泌器官，也是免疫器官。它分泌胸腺生成素来增强免疫系统功能，防止身体感染疾病，同时也能保持肌肤健康。如果我们的免疫系统正常，则会身体棒棒，不容易生病，容颜自然如怒放的鲜花般常开不败。瑜伽中有很多刺激胸腺的体位，常常练习有助于维持其正常分泌功能。

肾上腺

肾上腺素能够刺激汗腺，帮助肌肤通过汗液排出毒素，使肌肤清新、健康。我们体内的肾上腺素、去甲肾上腺素能够帮助我们代谢脂肪，从而维持曼妙的体态。我们有时候看到有些人上了年纪，身材走样，变得很胖，也是这种激素相对缺失而产生的一种衰老的迹象。

胰腺

胰腺能分泌出一种有助于消化的激素，即胰岛素。胰岛素对人体健康有着重要的影响。胰岛素分泌过少可能会诱发糖尿病；反之，则会导致虚弱、眩晕、精神紧张、心绪不宁等症状。而精神紧张会影响血液循环，令肌肤变得晦暗。练习瑜伽可以通过按摩腹部，维持胰腺的正常分泌功能，进而改善肤色。

性腺

性腺能分泌性激素。对女性而言，雌性激素的正常分泌能起到美容养颜的作用。

女性性腺为卵巢。卵巢分泌雌激素和孕激素，另外还分泌少量的雄激素。雌激素促进女性生殖器官的发育，维持女性第二性征。雄激素有维持性欲的作用，雄激素分泌不足会导致女性性冷淡，就好像失去动力的激素不能自由地穿梭于我们的身体，激情也就无法燃起。

如何让激素分泌平衡且旺盛，除了七大腺体的力量外，最自然有效的方式是用饮食来补充激素，饮食是补充激素的重要手段。体内激素浓度高的女性，比体内激素浓度低的同龄女性看起来要年轻很多。21~22岁是青春的巅峰时期，也是分泌系统功能最顶峰的时期。从25岁开始，体内激素的分泌量便以每10年下降15%的速度逐年减少。

平衡饮食，不盲目减肥

平衡的激素水平离不开正确的饮食。脂肪是制造一切激素的原材料，而为了美我们早已经把"脂肪"拒之门外。其实，适当的脂肪会让我们的容颜更娇美，身姿更挺拔，心情更愉悦。有调查发现，长期减肥节食的女性中，激素水平降低的现象尤其明显。更有一些骨感美女早早告别了月经，雌激素的大量流失让她们成为"干燥女人"，不仅仅是身体发肤，还有爱液的干涸以及孕力的丧失。这样争取来的美丽，有什么快乐可言？更何况，激素降低导致的问题还不光是容颜受损与身体不适，如果不及时调整，疾病很快就会找上门来。所以说，平衡的膳食是平衡激素的基础，要健康就不要拒绝脂肪。

吃对食物，向自然索要"激素"

关于激素的纷争此起彼伏，总有一种声音告诉你危险的存在。而最自然的永远是最安全的。植物激素是一种"聪明"的激素，而以下食品就是盛产植物激素的天然宝库。

豆制品：豆制品中含有天然的植物雌激素，是保护女性美丽的"优秀食物"。日本人的豆制品摄入量全世界最高，平均每人每天的摄入量达到50克，而这正是营养学家们给爱美丽、爱健康的女人们的建议食用量。

苹果：一直以来，苹果都是名声最好的水果。它性情温和，既不太热也不太寒。更重要的是，苹果中有能够抵抗衰老抗氧化成分，是很好的美颜食物。如果你从今天起每天吃一个苹果，那么多年后你可能会比其他同龄人更年轻。

瑜伽攻略之最佳体式
轮式变体

最佳练习时间	午后2点、下午5点
最佳练习次数	2次
方便系数	★★
呼吸方式	腹式呼吸

腺体分泌的激素对我们的容颜非常重要。轮式变体，也称单腿轮式。除了可以获得练习轮式的功效以外，这个优美的体式还能刺激颈部的甲状腺和甲状旁腺，使颈部保持天鹅般的曲线；伸展脊柱和扩展胸部及肺部的动作，刺激了胸部的胸腺和腹部的胰腺，从而促进了激素的分泌；

另外，练习此体式可使身体保持柔软和敏捷，使体态更为优雅和均衡。

导师提示

注意保持重心平稳，身体靠双手和右脚保持平衡。保持这个动作10~15秒，换另一条腿练习。不要把身体的力量完全压到手或脚部，腰部用力带动身体重心上移。

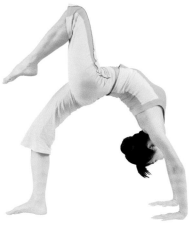

1 弯曲双膝，尽量将双脚靠近臀部，双手向后放在头两侧的地上，指尖指向双肩的方向。

2 吸气，腰腹部肌肉收紧，用力撑起上半身。臀部、双腿及腰部呈弧形，用双脚和双手的力量支撑身体，带动身体重心向上。

3 在轮式的基础上，吸气，脚部支撑点转移到一侧脚掌上，抬高另一条腿向上。

4 脚尖指向天花板，腿部不要弯曲，绷紧脚尖。然后慢慢放下腿，换另一条腿练习。

十 | 瑜伽体式，坚持练习就能拥有少女般轻盈的身姿

在练习瑜伽之前，我总是觉得女人爱自己，就是要用名贵衣服、名贵护肤品来犒劳自己。可当我第一次在瑜伽课堂上，发现自以为灵活、有力的双臂和双腿并不听自己摆布时，躯干的僵硬让我如遭雷击。我曾以为自己是身体的女王，事事处于控制地位，那一天，却羞愧地"拜倒"在自己的身体前。

为什么够不到脚趾？为什么碰不到地面？为什么抬不到水平？为什么保持不了平衡？除了由于缺乏练习而致的韧带和肌肉僵硬外，还有平时不良的生活习惯所造成的身体内部器官的种种不适。我无比遗憾地发现，我其实从来都没有善待过自己，纵使我大半个月的薪水都贡献给了包包、衣服和化妆品。

后来，不服输的我开始练习瑜伽。慢慢地，我感受到瑜伽练习让我的肢体日益健康和轻盈。不仅如此，一个稳定而愉悦的体式还可以为我带来精神上的安宁，防止浮躁。通过练习瑜伽体式，不仅提高了我身体的敏捷度和平衡力，还改善了我的耐力，增强了我生命的活力。

我的瑜伽教练告诉我，瑜伽体式经历了数千年的发展演变，现在已经能够完整地使身体的每一块肌肉、每一根神经及每一种腺体都得到锻炼。这些体式遵循人体肌肉、骨骼和关节的运动规律，各种姿势动作都按健康人体的不同适应能力和每个人的不同身体状态而有不同的排序。

现在你知道为什么我的脸蛋看起来依旧如此年轻、我的身体依然如此轻盈、皮肤如此莹润了吧，一切，都因为有神奇的瑜伽。在优美的音乐中，我们的身体扭转、拉伸、折叠，这些动作的功效巨大，它护养我们的内脏器官和神经系统，调理我们身体的内分泌体系，改善我们的骨骼问题，消除我们多余的脂肪……这种由内而外的呵护与保养是任何昂贵的化妆品和华丽的衣饰无法比拟的，它会让我们的皮肤透着精致的光泽，让我们的身体柔软优美，心如静湖，气质若兰。瑜伽，是上帝给女性的馈赠，注定让所有的美丽方式相形见绌。

瑜伽体式一般分为以下几大类，不同的动作有不同的效用。

前屈和后仰

前屈是起始动作，使人平静，有助于自省，能锻炼消化系统和生殖系统，对腹内的腺体有很好的按摩作用。向后仰能使身体得到伸展，使人活跃并且情绪高涨，还能锻炼消化系统、呼吸系统和循环系统，刺激胸腺、甲状腺及甲状旁腺。

伸展和侧伸展

伸展是身体的平衡行为，能锻炼生殖系统和消化系统，并平衡生殖腺。侧伸展使人活跃，使身体协调，能锻炼循环系统和呼吸系统，并能刺激脊柱两侧的肾上腺。

瑜伽攻略之最佳体式
新月式

最佳练习时间	早上7点、午后2点、傍晚7点
最佳练习次数	2次
方便系数	★ ★ ★
呼吸方式	腹式呼吸

新月式是瑜伽体式中具有代表性的体式，它能让身体像月牙儿一样优雅的弯曲，不仅伸展了髋部、背部和前胸，强健了卵巢和子宫，还促进了全身的血液循环，能让怕冷的你浑身温暖舒畅；在强壮大腿、灵活髋部、扩张胸部的同时，还使呼吸变得深长，并刺激肾上腺正常分泌激素。

导师提示

初次练习这个体式的人可右膝完全触地，让后面的脚背用力下压，髋部前送，背部则向上向后弯曲，这样有利于身体的稳定，练习起来也比较容易。如果有颈椎疾病，练习时不要低头。如果有高血压，手不要举过头顶，可放在胸前做祈祷状。

1 双膝并拢，双手垂直于地面，上身与地面平行，跪立呈四脚板凳状。

2 将左腿向前迈出一步，右腿伸直，前脚掌点地。重心放在两腿之间垂直下移，左小腿胫骨垂直于地面，左膝不要超过左脚的大脚趾，注意骨盆的中立。

3 双手在胸前合十，大拇指指向胸口。吸气，向上伸展手臂，指尖指向天空，上身尽量挺直并与地面保持垂直，体会指尖引领脊柱的伸展感，并让身体充满能量和新鲜的气息。

4 呼气，手臂夹紧两耳慢慢向上伸展，尾骨内收，提升骶骨，体会肋骨、脊柱向上向后伸展的感觉。让身体呈新月形，脖子向后伸展，目视前方，用心感受轻柔自然的呼吸。

5 吸气，上身慢慢向上向后伸展，可以体会到每次均有不同的感觉。然后还原，进行另外一侧的练习。

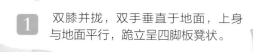
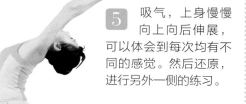

扭转和倒立

扭转对内向性和外向性、身体左右两侧和左右脑有平衡作用，因此能使人平静并集中精神。这种动作有助于锻炼消化系统，对肾上腺、性腺、甲状腺等腺体有一定的刺激作用。

倒立有助于恢复年轻，能使人心情愉悦，改善循环系统，缓解身心紧张，对松果体、垂体和甲状腺有一定的刺激作用。

瑜伽有助于我们学会控制自己的能量，能让我们在极度紧张和极度放松中转换。它并不只是一种减肥体操，在梵文中它意味着控制。修习瑜伽者将自己的身体扭曲至不可想象的程度，使身体达到极度紧张。不过若仅限于此那就是减肥体操，这之后的放松术才是瑜伽的真义。瑜伽借助呼吸及冥想的力量让练习者更放松。

女人要让自己美丽，首先要学会寻找让自己放松的方法，包括练瑜伽，如此，你的容颜才不惧风雨，才能得到真正长久的保养。

瑜伽攻略之最佳体式
舞蹈冥想

最佳练习时间	午后2点
最佳练习次数	1次
方便系数	★★★★★
呼吸方式	腹式呼吸

瑜伽体式不仅带给我们身体的轻盈和美丽，还能给予我们心灵的慰藉。瑜伽的舞蹈冥想一般是群体起舞和歌唱，轻歌曼舞能让身体得到放松和运动，同时体验到一种生机勃勃的感觉，可以有效消除紧张和压力。这种冥想方式也可以一个人练习，一边咏唱，一边舞蹈。不过建议尽量多人进行，这样会有更好的团队效应和归属感。

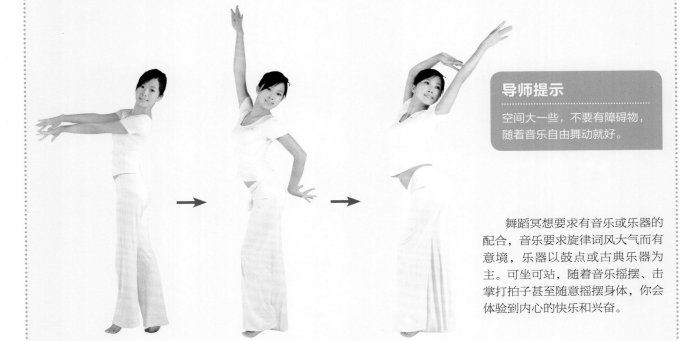

导师提示

空间大一些，不要有障碍物，随着音乐自由舞动就好。

舞蹈冥想要求有音乐或乐器的配合，音乐要求旋律词风大气而有意境，乐器以鼓点或古典乐器为主。可坐可站，随着音乐摇摆、击掌打拍子甚至随意摇摆身体，你会体验到内心的快乐和兴奋。

十一 | 公主般优雅气质的养成，
秘密是瑜伽冥想

"要平和，要恬淡"，练习瑜伽之前，我每天早上都这样告诫自己。可是，心不受控制，万马奔腾。动不动就发怒，轻易地就敏感受伤，优雅仿佛跟我隔着数万光年的距离。从起床的那一刻起，我就像只陀螺绷紧着神经不停地转。从容？谈何容易。好在后来有瑜伽冥想帮助我，接近它，我就能拥抱内心的和平与安宁，轻松达到彼岸的欢乐慈悲和幸福智慧。

冥想不是进入某种境界，任何境界都是关于过去或未来的。冥想让我们从过去或未来中醒来，活在现实，活在当下，用心地做好眼下的每一件事。这样，我们才有能力和机会去展望更好的明天。

我经常会在睡前自己打坐冥想，放上心爱的音乐，一个人安静地坐着。生活中我们常常和很多人打交道，所以，独处的快乐也就变得弥足珍贵。在冥想的同时，我会经常给自己一些心理暗示，来加强冥想效果。比如，我会对自己说："我很美，我是世界上最漂亮最幸福的女人……朋友们都爱我，每个人都希望我幸福快乐……"

可不要小看这些话哦，大明星们每天出门前都经常这样自我暗示，从而自信满满，气场强大。作为普通人，这样的暗示能让我每天清晨醒来时都精神焕发。

瑜伽的冥想法也能使我们寻找到内心深处的平静，学会专注，不再凡事计较、紧张自卑等。当你开始冥想时，就准备去感受那来自你内心的寂静和深层的奥秘吧。

调息——营造美肌的第一步

肌肤与瑜伽的结合是以静心作为肌肤细胞复活的要点，当我们的心灵进入环境的宁静状态中时，情绪立即得到平复、放松，幸福的感觉油然而生，内心的"自我"会有信心和满足感，而信心和满足是肌肤焕发生命力的强大动力，因此将气息调整到最佳状态是获得美肌的第一步。

音乐——聆听来自音符的力量

有一个很有趣的说法，说古人将"聽"字如此设计，是想表达听其实是需要"十四颗心加上一个耳"的，没有用到心和耳，就谈不上"听"。听到的旋律优美，听不到的旋律更优美，当音乐的音符通过耳传入内心，激荡出心灵深处的声音，那才是音乐带给我们的力量。姐妹们，为你的肌肤做好放松的准备，将自己置于缓慢悠扬的音乐中，将心的力量集中到耳部，内心脉动会自动调整韵律节奏，导入肌肤底层，激活细胞的动能，活化修复受损和老化细胞，让肌肤在音乐声中恢复光彩。

精油——在天然芳香中静心冥想

中世纪的炼金术士们说，精油是植物的灵魂。它不仅能养颜美肤，洁净肌肤，而且能刺激我们的大脑，让我们的生理恢复平衡。它们还具有让你放松和安静的能力，如果你想让自己变得语气温柔、性子沉稳，小事不急、大事不乱，就让精油来帮你调节神经吧！另外，精油还有排出经络毒素的作用哦，它们有很强的渗透力，到达体内后能够促进毒素排出呢。

从现在起，关爱自己的身心，就去买精油吧！多

用精油不但可以让你变美，而且清幽气味还能让你神清气爽！这些焦虑、烦躁、易怒等不良情绪，统统都要败给这幽香的袭人味道。

瑜伽攻略之最佳体式
烛光冥想

最佳练习时间	傍晚7点
最佳练习次数	1次
方便系数	★ ★ ★
呼吸方式	腹式呼吸

想要取悦肌肤，就要先取悦我们的心。面对生活压力和社会竞争，你也许会说人情冷漠，温暖的感觉越来越少。是时候关掉所有的灯光，在黑暗中点上几支蜡烛，橘红色的烛光在黑暗中能够让你的内心感受到强大的温暖和幸福感。或者，你也可以点上香薰灯，利用精油让我们的冥想效果加倍。从我们吸入香气的那一刻起，神奇的植物精华便开始调养我们的身心。

烛光冥想又叫一点凝视功，它能通过凝视来缓解眼睛疲劳，改善视力，放松身心，令眼部肌肤绽放璀璨魅力。同时，它还能使内心产生温暖感和幸福感，帮助身体减轻痛苦，调节免疫力。

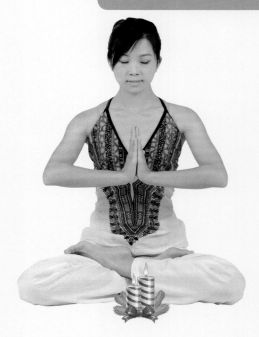

导师提示

练习的时间不应过长，以免使眼睛劳累。

1 选择光线幽暗的房间，以舒适的瑜伽坐姿坐好。在身体前面约1米的地方放置1支点着的蜡烛，注意挺直腰背。

2 做烛光冥想先要活动眼球，从上方开始，按顺时针方向转动10次，逆时针方向转动10次。先慢后快。

3 闭上眼睛放松（如戴隐形眼镜，需要摘掉），调整呼吸。

4 低头后慢慢抬头，睁开双眼，移动自己的视线到达烛台的底部，再到达火苗，仔细观察火焰的大小、颜色、形状，包括内焰和外焰。尽量不要眨眼。如果流泪不要揉眼睛。凝视自己两眉之间的一个亮点，直到眼睛疲倦或流泪时，闭上双眼，放松。

5 闭上眼睛之后，继续凝视你双眉之间的亮点，或让它与火焰的余像合一。当它消失时，张开眼睛再专注凝视火焰。

6 反复练习3次，共10～15分钟。然后闭上眼睛进入其他冥想，或进入放松和结束状态。

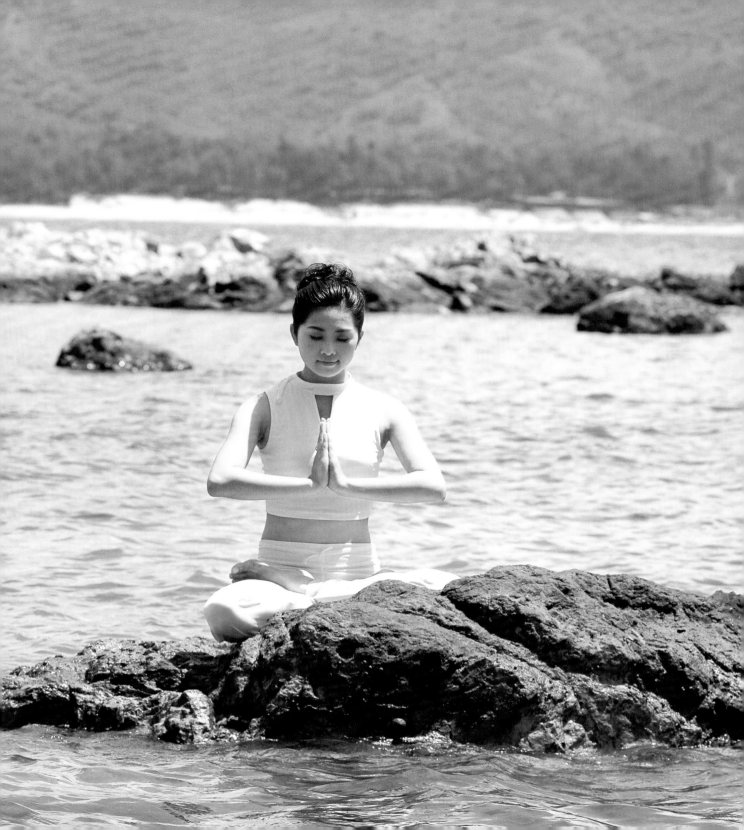

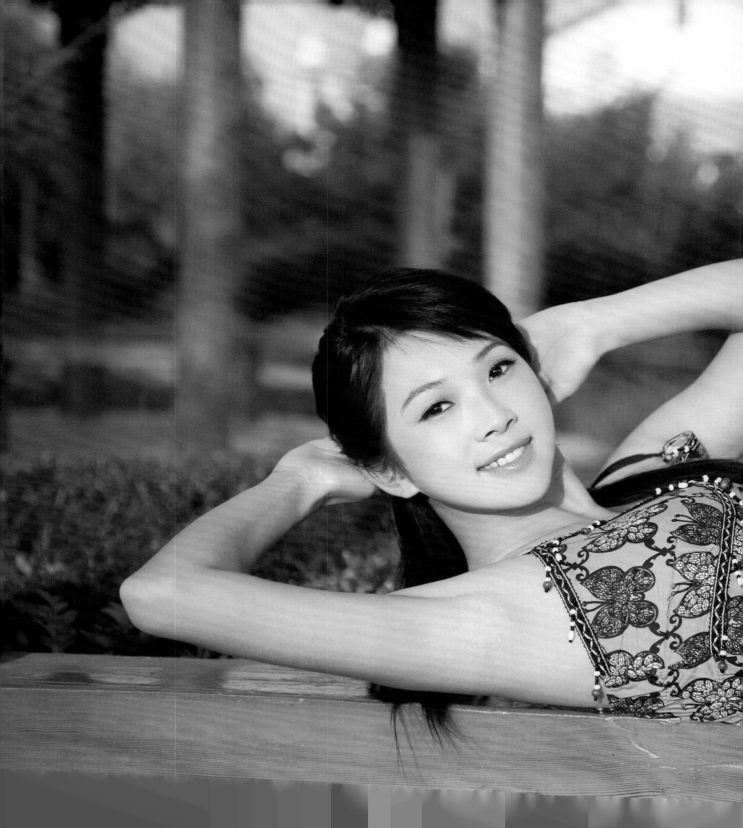

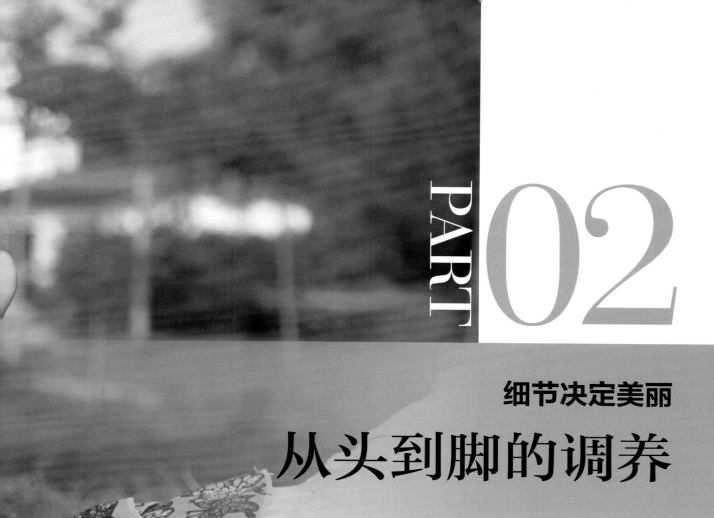

PART 02

细节决定美丽

从头到脚的调养

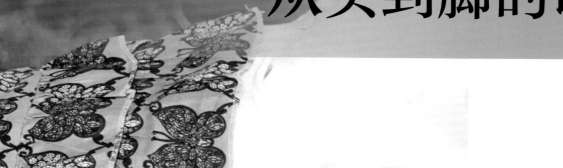

好发质让你素颜也美丽倾城

就像陌生人擦身而过时的第一缕香，头发能在不经意间予人难忘的第一印象。无论是型还是质，秀发都要"前看后看都漂亮"，拥有一把瀑布般乌黑靓丽的头发，是成为美女的重要条件之一。头发是女人的第二张脸，可以没有华服，但是绝对不能没有秀发，否则即使长得再出色，美丽和光彩也会大打折扣。

想要拥有漂亮健康的头发，内调外养是必不可少的。外部的精心护理加上针对美发的食疗内养，才会拥有一头乌黑亮丽富有弹性的头发。头发的生长依赖于肾脏精气的护养，肾气盛的人，头发茂密且有光泽；肾气不足的人头发易脱落、干枯、变黄。除了和肾气的盈亏相关，头发也需要气血的滋润，如果气血不足，头发也会干枯无光泽。

健美、飘逸的秀发常常反映出美女们良好的健康状况。健康的头发应该乌黑、发亮、光滑，发根均匀对称，不分叉，色泽一致，没有头皮屑。在手感上，健康的头发润泽、松软，富有弹性，易于梳理。

为了养出锦缎般的丝滑秀发，在洗发护发时就要下工夫。洗发前，在干发上涂上护发素，这样能让头发更顺滑。让护发素在头发上待几分钟就可以正常洗发了。可以用洗发水洗两遍头发，第二遍的时候让泡沫在头发上停留3~5分钟，才能彻底地将头发和头皮都洗干净，这可是能让发根亭亭玉立的秘诀哦。如果头发长期清洗不干净，就会造成落发增多，头发变涩，分叉，发质和发量都会差很多呢。

乌黑健康的秀发，是女性情绪与生活品质的体现，它的弹性与光泽，体现了身心的平衡。看着自己黄且枯如稻草般的头发，染上的颜色只是帮它换了件外衣，面对它底子里的不健康，到底该怎么拯救？头发虽然是没有生命的角质化蛋白，但它的生长是由头发根部的毛乳头吸收了血液中的营养素后供给发根而成的。保持日常均衡的饮食和良好的习惯非常重要。

天天洗发是对秀发的摧残

过于频繁的洗头会把皮脂腺分泌的油脂彻底洗掉，使头皮和头发失去天然的保护膜。干性头发一周两三次就好，油性头发可以一周五次。洗头时选择和自己发质对应的洗发水，不要用太热的水洗头，用温水洗发才不会破坏头发对亮发营养成分的吸收。洗发后要及时擦干头发，如果大量的水分滞留于头皮表面，会导致气滞血淤，经络阻闭，可能导致白发的产生。

头发需要休养生息，尽可能做好日常洗护就可以了，同时加强防晒。电棒、电发卷之类的就收了吧，吹风机也省了吧。洗发前就梳顺头发，湿发时绝不上梳子。

随时随地按摩头皮

如果不做频繁染烫，40岁前，我们应该可以放心享受秀发的青春。但只要到了40岁之后，秀发状态就会差很多，必须在调理身体的同时，给毛囊喂足够的营养，提前做好储蓄。

按摩头皮不仅可以提神醒脑，消除疲劳，而且有美发护发的效果，常做可使头发乌黑亮泽。梳头就是对头部的按摩，大S推荐过一种大大的长方形梳子，上面有很多小钉子一样的按摩小针，用它梳头不仅能让头皮更健康，还有清洁作用，可以带走浮尘。梳发时不可太过用力，最重要的是必须梳至头皮，因为对头皮的刺激可以促进血液循环。梳发的方向也很讲究：前面的部分由前往中央梳、两侧部分由耳上（太阳穴）往中央梳、后面部分则由后发根往上向中央梳；重复10~20次，可使血液循环顺畅，帮助生发。

想美发，先吃对食物

当你决定开始节食减肥大计时，对头发的打击跟对胃口的打击一样，头发会很容易脱落，变得更干瘪。所以一定不能随便节食，节食会使头发变得稀薄。

进食高蛋白质的食物可使头发更丰盈，给体内提供足够的氨基酸，能使头皮与发质更加健康，使秀发柔顺，如黑豆和黑芝麻；多吃维生素含量高的蔬菜水果，能促进头发生长，使头发拥有自然光泽，如菠菜、芹菜、苹果等；也要多吃含矿物质碘与锌的食物，来增强

瑜伽攻略之最佳体式
兔式

最佳练习时间	早上7点、晚上9点
最佳练习次数	2次
方便系数	★ ★ ★ ★
呼吸方式	腹式呼吸

一个人的发质如何与气血有很大的关系，气血充足，头发才会乌黑亮泽。兔式可以伸展背部肌肉群，使整个脊柱得到放松和伸展；头部触地的姿势能使血液回流至脑部，改善脑部供血不足，使头部细胞更有活力；同时按摩发根的肌肤，激活毛囊的功能，防止因毛囊功能衰退而导致的白发、脱发。

导师提示

如果颈椎不适的话，可将双手放于头部两侧支撑身体；如果双手抓脚后跟较困难的话，可将它们自然垂放于体侧，保持2~3个呼吸周期，做2次即可。

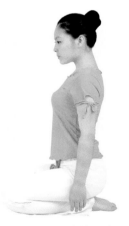

1 双腿并拢跪地，大腿垂直于地面；将臀部坐在双脚脚后跟上，放松肩部，挺直腰背，双手自然垂于身体两侧。

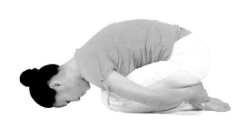

2 呼气，上身向前向下，额头自然垂落地面，双手放在脚后跟处。

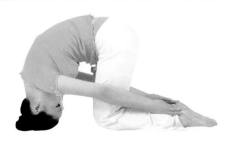

3 吸气，臀部提高，双肩带动上身以及大腿向前推，使头顶百会穴着地，大腿垂直地面。吸气，用双膝支撑上身回正，呼气，慢慢放松还原。

细胞修护能力、强化免疫力，如牡蛎、海鱼等。刺激性的、含咖啡因的食物会破坏毛囊健康，因此，巧克力、热可可、咖啡、浓茶和酒类，还是少接触为妙。

好的生活习惯养好发

你是否青睐高贵盘发或时尚马尾，每天都扎着头发出门？虽然这样的发型能营造你的好气质，但对头皮的血液循环会有很大的影响哦。偶尔披散开头发营造淑女气质也不错呢。尤其是当秀发遭受吹、染、烫，处于疲软状态的时候，营养要跟得上才能恢复得更快，所以第一步要尽可能让头皮处于舒缓安逸的状态。

尤其在春天，正是生发的季节，不要把头发扎成马尾辫，解开来才能让它的生发之机焕发。去美发店时最好不要干洗头发，洗头发时也最好不要做长时间的按摩，以免寒湿之气通过渐渐打开的毛孔进入头部。

瑜伽攻略之最佳体式	
双莲花鱼式	最佳练习时间　上午8~9点 最佳练习次数　1次 方便系数　★★ 呼吸方式　腹式呼吸

人前看的是面孔，背后偷瞄的就是秀发。如果不注重秀发的保养，姐妹们看起来就会衰老很多。头发的浓密稀疏跟肾气有不可分割的关系，肾气不固，头发会如枯草。双莲花鱼式通过灵活后腰，让肾得到滋养；头部触地的动作令头部细胞活力再生，刺激毛囊的发育生长，促进头发的营养吸收，使发质得到改善。

导师提示

如果练习时感觉第三步的姿势难以掌握，那么就调整双腿的位置，如双腿双脚自然伸直并拢，上身动作不变，并保持这个姿势15~30秒。

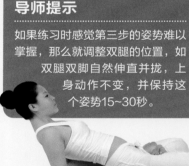

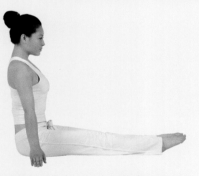

1　坐立，挺直腰背坐在地上，双手垂于身体两侧，脚尖绷直。

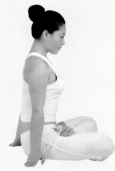

2　弯曲右小腿，将右脚掌放在左大腿内下侧，弯曲左腿，并把左脚放在右大腿上，以双莲花姿势坐立。

3　吸气，双臂屈肘支撑上身，身体慢慢后仰。

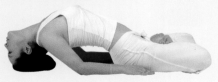

4　继续后仰，头顶着地，使颈部、胸部、腰部抬离地面。

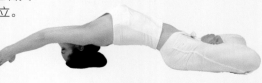

5　呼气，双手合十，双臂向头顶上方伸展，臀部保持触地。

二 | 养出盈盈秋水般的动人双眸

你有一双迷人的大眼睛，眼眸间流转着独属于你的韵味，如同江南氤氲的水汽般让人沉醉迷恋。清风起时，一池春水就这样荡漾了你的美丽。然而这美丽，却被眼周黑眼圈和大大的眼袋掩盖，你需要找到快速的应急法术，找回属于你的美，找回属于你的绝美风情。

眼睛没有神采，即使容貌清新脱俗，也会被别人忽视。只有当你的肝脏得到充足的血液和各种有益的营养后，眼睛才能明亮如寒星。因此，长期对着电脑的美女们要注意营养均衡，平时多吃粗粮、杂粮、红绿蔬菜、豆类、水果等富含维生素、蛋白质和纤维素的食物。

如果出现黑眼圈，有多方面的原因。首先，就是体寒症。如果大量吃冷饮，冬天穿裙子，身体就会容易受寒，那么黑眼圈永远淡不了。其次，饮食不规律、吃得少、熬夜，这些都是黑眼圈产生的"幕后黑手"。另外，肾虚也会导致黑眼圈和浮肿。瑜伽中的扭腰运动，对非体质性的黑眼圈有一定效果。如果一周多练习几次瑜伽，锻炼我们的腰部，刺激肾脏功能，黑眼圈就会得到改善。

锻炼之前，先转转腰热身，两腿稍微分开，呼吸平稳，双手叉腰，然后慢慢地扭转上身，转到身体的极限位置后再转到另一侧。经常练习这个简单的动作，可以刺激肝肾两脏，加速排毒，让皮肤也变得滑亮如锦。

水是眼波横，山是眉峰聚。迷人的眼睛不仅仅只有眼睛本身，眉毛和睫毛为女人的美更添一层光彩。一个人的神采风度和眉毛的漂亮与否息息相关，同样的，又长又弯的睫毛更让你如同漫画里走出来的美少女般可爱。因此，除了养护眼睛之外，更要注重眉毛和睫毛的保养哦。

去黑眼圈的不外传秘方

乌黑色的眼圈揭示了你肾虚的体质，针对这种情况，一个简单的方法就可调理。每天用双手搓后腰，早晚各一次。双手握拳，大拇指和食指组成的小圆圈叫拳眼，用拳眼分别对准后腰脊椎两侧肾脏的位置，一边水平地来回搓，一边把肾脏向中间挤压。这个动作能给肾脏带去热量，增强肾脏的活力，坚持20天，肾虚就会好转，黑眼圈就会改善。另外，用按摩的方法也非常奏效。每天晚上按摩面部的太阳、攒竹、鱼腰、丝竹空、瞳子、承泣、四白和睛明穴，绕着眼睛转一圈，每个穴位按摩36下，按摩3~5遍，第二天黑眼圈就会有一定程度的改善哦。

养好脾胃，眼袋永不见

眼袋的产生与脾胃虚弱有一定关系，要想预防黑眼圈和眼袋，就要注重健脾化湿。尽量选择性温的食物，过寒过热都容易伤脾胃。多吃粗粮、苋菜、扁豆、冬瓜、薏米和绿豆等健脾化湿的食物，多吃瘦肉、胡萝卜、马铃薯、豆制品、动物肝脏、蛋类、花生、芝麻、新鲜蔬菜及水果等。每天吃个苹果，皮肤就会变紧致，晚饭不要吃太多，否则眼袋永远消不了。

眉毛和睫毛的浓密养护法

眉毛和睫毛的生长与身体的健康状况密切相关。眉毛有光泽、浓密、润泽，证明了你体内足太阳经血气的旺盛。长期生病、体质营养不良，会导致眉毛和睫毛的稀疏和脱落。让眉毛和睫毛浓密的方法除了每天晚上按摩脚底的涌泉穴、搓腰和后背之外，还有一些生活的小诀窍。在橄榄油里加入柠檬皮，坚持每天涂，就能够让眉毛和睫毛生长得更浓密，绿茶和红茶的茶水也能滋养睫毛，可以使之浓密纤长。

瑜伽攻略之最佳体式
顶峰式变体

最佳练习时间	早上7点、傍晚6点
最佳练习次数	2次
方便系数	★★★★
呼吸方式	腹式呼吸

气血充盈，眼睛才会明亮有神，身体一旦缺血，眼圈会发黑，眼眶会干涩，眼睛会浑浊发黄，眼球也不会熠熠生辉。顶峰式能让整个脊柱得到放松和伸展，可以改善背部、头部的供血和供氧量，增强眼部的血液流动。头部向下、腿部上提的姿势能活化全身血液，并以血液滋养头面部肌肤，经常练习能补养气血，让眼睛看起来更炯炯有神。

导师提示

初学者们如果脚后跟不能完全地放到地上，可以只用脚尖点地。

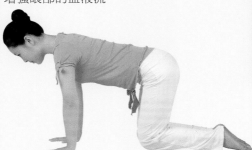

1 跪立，双手分开与肩同宽，手臂与大腿垂直于地面，成四脚板凳状跪立于地面。

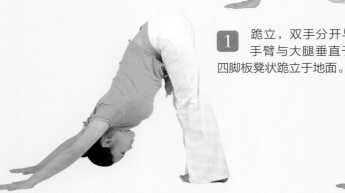

2 双脚并拢，脚尖点地，吸气，伸直双腿，抬高臀部，呼气，下压双肩，脚后跟触地，腹部贴向大腿，使整个身体成三角形。

3 吸气，右腿缓缓向后上方伸直，使右腿、上半身与手臂形成一条直线。然后还原，换另一条腿练习。

三 | 打造动感丰盈的双唇

唇，是微笑荡漾的起点，是牵动鲜活表情的关键。柔润美唇，绝不仅仅是抹上亮丽的色彩就可以拥有的。拥有润泽、紧致、饱满的健康双唇，是打造一切极致美唇的先决条件。照照镜子，看你的双唇是否合格，如果不，就快来打造让人一看就想亲吻的双唇吧！

生活中，我们都关心眼角的皱纹，却很少注意唇部的皱纹。其实，皮肤的老化松弛以及表情肌的过度收缩，常会造成嘴角、唇部皱纹丛生。而嘴唇非常娇弱，干燥、低温、冷风的环境都会损伤它。想时刻拥有饱满、滋润、色彩明朗的花瓣美唇，需要给予唇部悉心的呵护，那怎样能让双唇更漂亮呢？

唇部最容易出现的问题就是唇纹和唇色不够红润，嘴唇越干燥唇纹就会越深，而唇色的红润与脾脏有关，脾脏好，嘴唇就会红润，反之则苍白。有时黯淡的唇色会导致我们脸色不好。很多30多岁的女性都有脾虚的问题，最明显的症状就是嘴唇发白，没有颜色。平日里化妆看不出来，卸妆之后才发现自己的嘴唇长期以来只是口红油彩的画板。想拥有自然红润的唇色，需要注意补脾。除了多吃山药等补脾食物，专家建议冷天里可以喝一点黄酒佐餐，这同时也是最传统的补脾良方，对于改善肤色有帮助。拥有一双饱满、湿度适中的嘴唇，最关键的是要有健康的脾胃，内养是关键。而干燥的唇纹则需要内外兼顾才能消除。

健康红润的双唇是女人特有的标签，女人用双唇的美丽弧度带出内心的微笑。双唇美丽，我们的微笑才能更动人，我们需要的就是唇红齿白的美丽开怀。

不要唇纹，不要干燥，不要苍白无血色，从内而外，用饮食、按摩、外在保养共同打造娇嫩欲滴的唇。

小秘方给嘴唇"抛个光"

汤水能由内而外滋润我们的唇。冰糖银耳羹、冰糖雪梨、鸭子汤等全部是滋阴润肺的食品，对嘴唇干燥和干裂特别有效哦。平时，晚上睡觉前，用蜂蜜涂抹唇部，或者涂上厚厚的润唇膏，用一小片保鲜膜贴上，然后上面敷上热毛巾，不出几天，就能有柔嫩光滑的唇。如果唇部有死皮，可以用湿毛巾轻敷在唇上2~3分钟，用软毛牙刷刷掉死皮，然后涂抹蜂蜜或润唇膏。

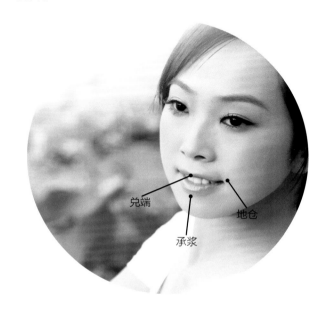

兑端

承浆

地仓

温润美唇指压法

兑端穴：干燥的季节，水分流失快，唇纹会增加，也会缺少弹性。用食指指尖按压唇峰部位的兑端穴，圈状按摩可刺激口轮匝肌的运动，让唇部肌肉变得紧实，减少唇纹，让唇部皮肤变得平滑。

承浆穴：影响我们血液循环的因素有很多，比如运动不足、睡眠不好、体质虚弱，反映在唇上就是唇色苍白暗淡，看起来没精神。位于颏唇沟正中凹陷处的承浆穴，处在下唇动静脉的分支上，用食指按压可促进唇部的血液循环，使唇色自然红润。

地仓穴：随着年龄的增长和无法抗拒的地心引力，皮肤变得松弛的同时，嘴角也会下垂。地仓穴位

瑜伽攻略之最佳体式
樱桃游式

最佳练习时间	**晨起后**
最佳练习次数	**1次**
方便系数	★★★★★
呼吸方式	**腹式呼吸**

美丽的双唇一定是如樱桃般水润有光泽的，但我们的双唇经常有这样那样的问题。干燥起皮、唇色苍白、唇纹纵生、唇形不清……樱桃游式可刺激口轮匝肌，紧致唇部周围肌肉，消除唇侧边皱纹；运动唇部的动作能够有效防止唇部老化现象的发生，预防嘴角下垂的"沮丧表情"；此外，还可通过刺激下颚塑造出尖尖下巴哦。

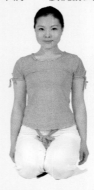

1 双腿并拢跪地，大腿垂直于地面；将臀部坐在双脚脚后跟上，放松肩部，挺直腰背，双手自然垂于身体两侧。

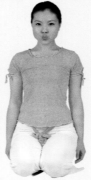

2 嘴唇收紧向前噘起。

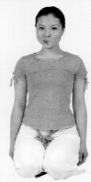

3 保持唇部收紧噘起，从脸的左边开始到右边画圈移动。

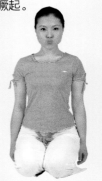

4 唇部从右边向左边画圈移动。

5 还原到正中间。

导师提示

每个方向可保持2~3秒，做完这个动作可以用手掌轻轻拍打面部，放松面部肌肉。

于面部嘴角外侧，向上直对瞳孔。用双手食指按摩此穴，可刺激轮匝肌和面颊深层的肌肉，使肌肤恢复弹性。

日常运动防止嘴唇衰老

纵向的唇纹增多、唇峰渐渐消失、唇色日渐暗沉等，这些都是唇部衰老的标志，常做下面的运动，衰老的步伐就会慢下来。

嘴巴做张合运动，每次尽量将嘴巴张至最大，重复10次。

用中间三指从中间往两侧按摩嘴唇四周的肌肉，可以缓解肌肉紧张。用双手中指指腹以画圈的方式按摩两侧嘴角，力度不要过大。

在办公室的时候，可以将一支笔用鼻尖和上唇夹住，然后向各个方向转动脸部肌肉。

瑜伽攻略之最佳体式
美丽双唇的面部瑜伽

最佳练习时间	晨起
最佳练习次数	2次
方便系数	★★★★★
呼吸方式	腹式呼吸

不管多大年龄，我们都想拥有甜美的笑容。女孩的可爱永远需要上翘的嘴唇和甜美的笑容来体现。可是，熟女们有几个还拥有唇角上翘如弯弯月亮般的嘴唇呢？

这组面部瑜伽以锻炼双唇为主，提升唇角，活化僵硬的嘴角肌肉，塑造出自然上翘的唇形，从而让你拥有魅力的笑容。

导师提示

注意放松唇部肌肉，以微笑的感觉去做这个动作效果更好。

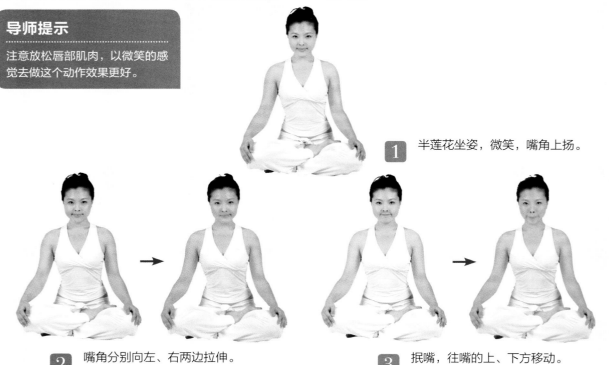

1 半莲花坐姿，微笑，嘴角上扬。

2 嘴角分别向左、右两边拉伸。

3 抿嘴，往嘴的上、下方移动。

四 | 保湿和按摩，让面部皱纹无处遁形

皱纹的到来真如同是上演恐怖片，当在镜子里看到第一缕皱纹的时候，你的心跳会不会狂飙？对女人来说，岁月像一场无可逃避的风雨，渐渐地在肌肤上掀起了"波纹"。随着年龄的增长，皮肤自然会进入老化状态。当它悄无声息地到来时，聪明女人总有对付皱纹的办法。

我们的肌肤在20多岁时达到了最好的状态，20岁以后，在人的皮肤中起"支架"作用，以维持皮肤弹性及深层保湿的胶原蛋白合成开始缓慢减少，皮肤蛋白的活性也逐渐降低，这就代表着肌肤的衰老已经在不知不觉中开始了，因此，抗老化的皮肤护理应从20岁以后就开始纳入日程。如何保护我们的肌肤，让皱纹来得慢一点？

要养成良好的生活习惯，保证良好的睡眠，确保肌肤处在更新状态；要远离烟酒并适当参加有氧运动，促进血液循环；注重保湿和防晒等。另外面部表情越丰富的人，脸上的细小皱纹就会越深。70%的面部皱纹都是由面部表情造成的，尤其是眼睛部位。一般来说，比较丰满的脸上皱纹不会太深，只要多注意加强保湿和按摩，就能慢慢消除。

保湿工作做得到位，皱纹就会变浅变短，只要坚持一段时间，细纹就会消失。可以用面膜或者眼膜做保湿加强保养。对于眼睛周围比较深的皱纹，就要用专门的手法来按摩。首先，涂上一层高保湿度的按摩膏或橄榄油，一定要涂得厚厚的，然后用一只手的食指和中指两个手指，摆成V字形，放在眼角，把皱纹

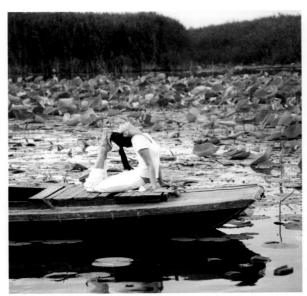

▲ 离开城市，摆脱所有的束缚，这一刻，只有瑜伽相伴……

撑开，另一只手的食指逆时针打圈，两只眼睛分别按摩，皱纹越重就越要多按摩。

安妮宝贝曾说她喜欢男人长着深刻的法令纹，而法令纹代表隐忍和苦楚。身为女人，就算你是安妮宝贝的忠实粉丝，相信你也不会喜欢自己的脸上出现两条"隐忍和苦楚"的深沟。当你第一次发现嘴角有浅浅的纹路时，就要开始给予它充分的关注。因为法令纹和嘴角皱纹一旦产生，消除起来是很难的，要想做甜美淑女，还是防微杜渐，将它消灭在露面伊始吧。

祛除法令纹的小诀窍

法令纹是面部肌肉下垂的产物，通过按摩可以使肌肉恢复到原来的位置。涂一些按摩膏或者橄榄油，用中指和无名指沿着法令纹向上推，推10次以上，然后从鼻翼将两手指拉到耳朵位置。因为法令纹里面囤积了"毒素"，推到鼻翼两侧之后，再推到耳朵边，最后点按耳朵边上的穴位，以刺激排毒。长时间坚持做，法令纹会慢慢变浅直至消失。

更简单的方法是，先深吸一口气，闭紧嘴巴做漱口状鼓张面颊，就像在嘴里含了一大口水一样，然后用舌头在口内移动并推抵两颊。每天重复这些动作，早、中、晚各一次。

用食物来祛除皱纹

避免皱纹过早出现除了改变不良生活习惯、保持乐观开朗的心情外，饮食疗法也可起到较好的防皱、祛皱的作用。皮肤真皮组织的绝大部分是由具弹力的纤维构成，皮肤少了它就失去了弹性，皱纹也就聚拢而来。鸡皮及鸡的软骨中含大量的硫酸软骨素，它有促进细胞代谢和抗衰老的作用。把吃剩的鸡骨头洗净，和鸡皮放在一起煲汤，不仅营养丰富，常喝还有助于消除皱纹，使皮肤变得细腻。另外，多补充富含胶原蛋白的食物能快速祛皱，如猪脚、鸡爪、鱼皮等。

瑜伽攻略之最佳体式
半骆驼式

最佳练习时间	上午8~9点
最佳练习次数	2次
方便系数	★ ★ ★
呼吸方式	腹式呼吸

皮肤水分不足、保湿工作做不到位容易产生皱纹，让我们看起来比实际年龄更"沧桑"。半骆驼式将血液带到面部，有助于活化面部神经，减少皱纹的产生，防止皮肤松弛下垂；这个体式能促进上半身血液循环，提高脸部细胞各项机能，使细胞保持年轻，并使表皮层和真皮层富有弹性，预防皱纹的产生。

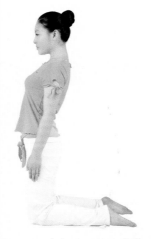

1 跪立，双腿双脚分开与肩同宽，双手自然垂于体侧，吸气，腰背挺直。

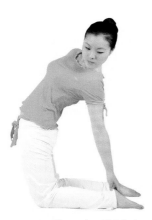

2 呼气，左手抓住左脚脚后跟，眼睛看向左下方。

导师提示

为了保护腰背，做这个体式时，可用手护住腰部，再让身体慢慢下压。年龄大一些、脊椎受过伤的姐妹请在教练的指导下进行。

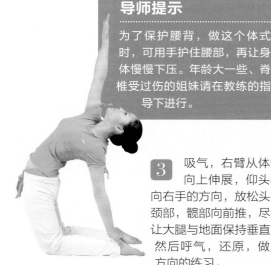

3 吸气，右臂从体侧向上伸展，仰头看向右手的方向，放松头、颈部，髋部向前推，尽量让大腿与地面保持垂直。然后呼气，还原，做反方向的练习。

五 | 与痘痘的战争，从认清体质开始

曾经以为，痘痘只属于分泌过分旺盛的年少时光，总觉得，岁月虽然渐渐夺去我们肌肤的水分与弹性，但总该让我们也得到点什么，比如，痘痘自绝于天下。可是没想到，事与愿违，情况远要比想象中来得糟糕。痘痘是怎样炼成的？

如果来月经时长痘痘，这是由身体里激素周期性改变而引起的，不管什么年龄，都算正常，不过也说明身体里有的脏腑无法适应激素量的变化。如果额头靠近发际大约1/3处长痘痘，则是因为心理压力过大，疏解心情就可以了；还有一种可能是头发的油污堵塞了这里的毛孔，要注意清洁和保湿；如果长在额头中部的话，是心火太旺盛，用脑过度，要多注意放松休息，不要想太多事情；如果长在额头两边，则是肝脏排毒有障碍，可能之前你吃了很多垃圾食品，也可能是经常熬夜，又没有注意多喝水。

下巴和耳朵附近的痘痘，都是肾脏失常发出的警告！熬夜必然气虚，刚开始还只是脾脏的问题，加重之后必定累及肾脏。祛痘不仅要祛火，同时要重视滋阴。如果有条件，要多喝甘蔗汁，因为它能清热、滋阴、养血；绿豆要常吃，因为它的清热效果很好；还有金银花，可以加在茶里一起喝，怕寒凉的话可以加枸杞辅助，也可以再加红枣补气补血；多喝银耳百合汤和吃黑芝麻，这些都是补阴的好东西。

对于痘痘不能一概而论，长在身体不同部位的痘痘要对症下药，况且每个人长痘痘的原因都各有不同，要区别对待。容易长痘痘的体质有下面几种，我们可以自行判断，并根据个人体质进行调养。

肺热型

这种体质的姐妹长的痘痘是丘疹状的，也就是脸上有一个个小包。这种体质的人平时容易口干、心烦，舌苔黄，容易上火。所以应该清肺解毒，可以多喝些菊花茶，也可配合喝点枇杷膏，饮食一定要忌荤腥。

湿热型

这种体质的人长的痘痘往往是脓包形的，容易流脓、流水，而且有疼痛感，还伴有便秘等症状。这样的体质建议先排出内毒，可以多吃萝卜等。每天早上起来喝蜂蜜水，能够润肠通便。

痰淤型

痰淤型体质的人所长的痘痘是硬的，囊肿形的。这样的人喜欢流汗，怕热，大便经常不成形。属于这种体质又经常长痘的话，可能预示着妇科疾病，最好去医院检查一下。平时可以多吃海带。

上火下寒型

这种体质的人不但脸上长痘痘，而且四肢经常冰凉，容易疲倦，需要治寒又需要治火。这种体质的人平时一定要忌口，尽量不要吃海鲜。

认清了体质，我们就可以对症治疗。不过日常的

清洁程序却是各种体质的美女通用的。清洁要到位，同时每周一次清理角质，让毛孔呼吸更通畅，也可以减少痘痘的产生。要注意的是，痘痘处于化脓状态时，则不适宜进行去角质护理，避免造成痘痘破裂，引发感染。

瑜伽攻略之最佳体式
单腿平衡式

最佳练习时间	午后2点、傍晚6点
最佳练习次数	2次
方便系数	★ ★ ★ ★ ★
呼吸方式	腹式呼吸

经常久坐，不流动的血液淤积在我们的盆腔，毒素累积，脸上怎么会不长痘痘？这个体式通过拉伸腿部，使盆腔部位的血液畅通，从而排出身体毒素，让我们的脸蛋光洁如初。另外，水分滞留在身体内，变成湿气也会引发痘痘，双手拉腿的动作有助于按摩大腿根部的淋巴，促使其快速排出废水和湿气，使肌肤毛孔通畅，预防痘痘产生。

导师提示

做这个动作时注意要保持身体的平衡，首先将身体重心转移到一只脚上，再缓慢进行动作的练习。

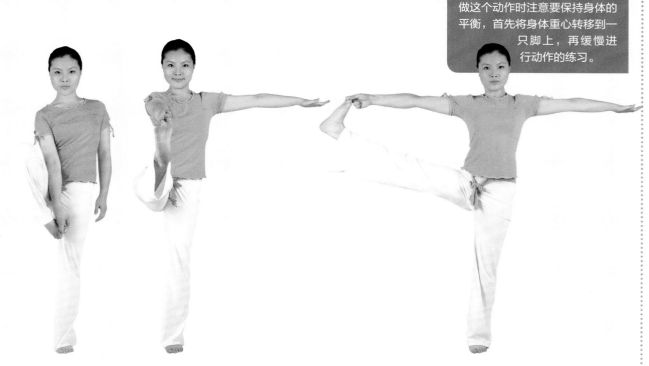

1 直立站姿。吸气，右腿抬起，右手大拇指、食指、中指抓住右脚脚趾，上身挺直，呼气。

2 吸气，左臂侧平举，右臂拉右腿向前方伸直。

3 呼气，右臂由体前至体侧打开侧平举，并将右腿向右侧展开，上身伸直。整个身体尽量在一个平面上。然后还原，做反方向的练习。

六 | 斑点不再来，
恢复白净面庞非一日之功

如果说，爱美是女人的天性。那么，色斑无疑就是爱美女性的噩梦，一块一块的色斑，就像是爬在脸上的小虫子，成为美丽的天敌。然而，由于环境污染、饮食不当、电脑辐射、内分泌失调、年龄增长，甚至是生小孩等不可避免的问题，色斑对每一个女人来说几乎是不可避免的。调查显示：女性30岁以后，长斑的概率更是30岁以前的7.4倍。

斑点是脸上非常明显的瑕疵，它是褐色、浅黑色、咖啡色色素增生的皮肤问题。有很多身体方面的原因会使脸部产生色斑和斑点，像肝气郁结、肝失条达、血行不畅、脾胃失调、肾阳虚弱、肾精亏损等，都会产生黄褐斑、色斑。女人脸上的大部分斑点都是因为肝脏失常造成的，其次为阴虚。绝大部分的姐妹只要能注意通过保养肝脏来祛斑，都会很快见到疗效。因情志不舒和肝气郁结造成的斑点最为普遍，也较好治，只要努力锻炼身体，增强抵抗力，保持乐观开朗的心态就可以改善。

中医祛斑的方法有很多种，针对不同原因产生的斑点，又有不同的治疗方法。但总体来说，按摩最有效，喝中药和食疗都见效不大。祛斑的同时，心情要保持舒畅和放松，这是祛斑成功的关键哦。如果情绪没调整好，那么你的肝脏就会一直被克制，从而导致血液的排毒工作做得不彻底，小脸蛋如何能够变干净？

在这个基础上，还要想办法提高身体素质，平时要有意识地注意保养肝肾，每天都做脚底按摩，通过按摩各个反射区，可以刺激并提高脏腑的功能。如果按摩的时候能感觉到胃和肠不舒服，就最好了。它们平时没什么动静，这是因为它们没有能力实现身体排毒，这个时候你人为地增加了脏腑能量，排毒立刻就开始了。按摩效果好的话，你就会放屁，放屁就是排毒，斑点就是这样被赶走的哦！

女人过了30岁，发现两颊渐渐飞上了"蝴蝶"，黑色或者褐色的斑点密布脸颊，看起来就像蝴蝶的翅膀，这就是我们所说的黄褐斑，也叫做蝴蝶斑、肝斑。这种斑大多与不良情绪无法宣泄有关，怒伤肝，肝伤了，就更易怒。因为肝主情志，喜疏泄，不能有郁积之气，肝郁气滞必然导致血行不畅，也就容易引发血瘀，使人生粉刺和黄褐斑。要拯救你的美丽，就要斩断这些美颜祸患。

保养肝脏能解决大部分的斑

肝气郁结、肝失条达等引起的斑点，通过保养肝脏来祛斑，疗效就很明显。按摩的原理就是舒肝解郁，行气活血。用手掌直接按摩你的肝脏部位，或者两胁，就是身体两侧，力度要大，以打圈的方式进行。每次10分钟，每周3次。可以舒肝解郁，行气活血，清除因情志不舒和肝气郁结所形成的斑点。

外敷面膜祛斑

茯苓面膜：将少许白茯苓研成细细的粉末，然后将适量的蜂蜜与茯苓调成糊状。洁面后用茯苓蜂蜜糊敷脸20分钟，然后用清水洗去。茯苓能化解黑斑，与蜂蜜搭配使用，既能营养肌肤又能淡化色斑。

苹果、番茄面膜：将苹果去皮，捣成果泥，敷于面部。每日一次，20分钟后用清水洗净。将番茄捣烂，调入少许淀粉增加黏性，敷于面部。每日一次，20分钟后用清水洗去。

这种面膜贵在坚持长期使用，不能三天打鱼，两天晒网。

饮食要调养

容易长斑的人，饮食上应经常食用含维生素A、维生素C、维生素E的食物。这些食物包括香菜、苋菜、芹菜、白萝卜、鲜枣、芒果、梨、杏、牛奶等。饮食上一定要少喝含有色素的饮料，如浓茶、咖啡等，因为这些饮料都可增加皮肤色素沉着，让你的斑点问题越来越严重。

瑜伽攻略之最佳体式
奔马体式

最佳练习时间	早上6点、傍晚7点
最佳练习次数	2次
方便系数	★★★★★
呼吸方式	腹式呼吸

大部分的斑点问题都是因为肝脏失常造成的，从保养肝脏入手，就能消除大部分的斑点。这个简易的奔马体式在身体前屈时，能够按摩肝脏、脾脏器官，促进上半身的血液流动，提升肝脏机能；头部上仰的姿势能伸展上身，吸入更多氧气，提高体内血液的排毒功能，能够进一步增强祛斑效果哦。

导师提示

头尽量向后仰，放松肩部，胯部要注意下沉。身体重心在两胯之间，不在膝关节上，膝关节不要过于外翻或内收，以免膝关节过度压迫而疼痛；初学者保持上身直立即可。颈椎有问题的话，做之前要先咨询医生或教练。

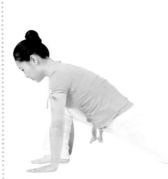

1 跪立，双手分开与肩同宽，手臂与大腿垂直于地面，成四脚板凳状跪立于地面。

2 吸气，右脚向正前方迈出一大步，让左膝盖以下全部着地，右小腿保持与地面垂直，呼气，将胯部向下沉。

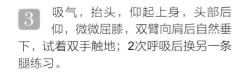

3 吸气，抬头，仰起上身，头部后仰，微微屈膝，双臂向肩后自然垂下，试着双手触地；2次呼吸后换另一条腿练习。

七 和地心引力作战，拒绝肌肤松弛

你喜欢一个鲜脆的苹果，还是一个泄了气的皮球？紧致的脸颊就像新鲜的苹果一样，让女人看起来饱满而充满活力，让你年轻5岁不止；而失去弹性的脸颊，就像泄了气的皮球，松松垮垮，毫无神采，让你立马老了5岁。我们留意皱纹、色斑，却只有在脸颊出现明显松弛下垂时，才会惊慌失措地意识到肌肤弹性的丧失。

女人最怕地心引力，随着时间流逝，它会让你的胸部、臀部下垂，皮肤也逐渐变得松弛。紧致肌肤因此成为你抗老战役中最重要的一环。而人脸部肌肤的老化顺序，一定是先松弛，然后才慢慢长出皱纹，而脸部的松弛就是从下巴开始的，这就是为什么你的体重没有丝毫改变，小瓜子脸却变成了大饼脸。

是什么原因造成了皮肤松弛呢？首先，肌肤真皮层的胶原蛋白和弹力纤维蛋白，支撑着皮肤使其饱满紧致。25岁后，这两种蛋白由于人体渐渐衰老而自然地减少，细胞与细胞之间的纤维随着时间而退化，令皮肤失去弹性；其次，皮肤的支撑力下降。脂肪和肌肉是皮肤最大的支撑力，而人体衰老、减肥、营养不均衡、缺乏锻炼等各种原因造成的皮下脂肪流失、肌肉松弛令皮肤失去支持而松弛下垂；另外其他因素比如地心引力、遗传、精神紧张、受阳光照射及吸烟也使皮肤结构发生变化，最后使得皮肤失去弹性，造成松弛。 要预防、解决皮肤松弛的问题，我们必须通过合理的饮食结构、长期的身体锻炼、规律的生活来强健我们的身体，同时加上科学的医学美容方法，才

能有效减缓肌肤衰老的进程，逆转肌肤年龄，让时间优雅地流逝！

皮肤松弛最初的表现是毛孔突显。25岁以后，皮肤血液循环开始变慢，皮下组织脂肪层也开始松弛而欠缺弹性，导致毛孔之间的张力减小，使得毛孔突然显现。其次是面部轮廓变模糊。即使体重没有增加，从耳垂到下巴的面部线条也开始变得松松垮垮，不再流畅分明，最后发展为松弛下垂。颧骨上的皮肤不再饱满紧致，面部的最高点慢慢往下游移，开始出现法令纹；不胖，但不可避免地出现了双下巴。

你有加速下巴松弛的习惯吗？

下巴处肌肤的厚度只有脸部其他部分的2/3，所含支撑皮肤的"弹簧"自然也相对较少，受地心引力的影响，脸部的水分集中在这里，如果无法顺利代谢，就会拉扯到真皮层，导致松弛。一些简单而细小的不良生活习惯，我们一定要避免！

不良身姿：姐妹们每天坐着对着电脑，或者站立及行走时，是不是都喜欢低着头耷拉着脑袋？这可是大忌。这种不良姿势会让下巴的肌肤处于紧张状态，从而导致疲劳，引起松弛、长皱纹。

嚼口香糖：很多美女都有嚼口香糖的习惯，经常嚼口香糖会因为经常锻炼咬肌而使面部肌肉发达，整体感觉变大，更会加重下巴负担，导致下巴松弛，出现双下巴。

对抗地心引力的瘦脸手法

以下瘦脸方法，能帮助下巴对抗地心引力，无论何种瘦脸方法，每天至少练习3次以上。

推挤瘦脸法： 头向后仰45度，用大拇指将下颌的肉往前推到下巴处。以相同手法将肉往左右耳朵推并同时按摩，重复3次。

抬挺瘦脸法： 缓缓仰头向上看，维持仰头姿势，嘴巴微微张开，但不要太使力。持续仰头，嘴角向外拉开，微笑5秒。

吐字瘦脸法： 经常做简单的面部运动，能有效保持肌肤张力，对下巴的肌肤也不例外。有空的时候多进行 "ā" "ē" "ī" "ō" "ū" "wā" 的发音吐字练习，同时，多做微笑、嘟嘴、鼓起双颊、下凹双颊等动作，这些动作有助于紧实下巴。

瑜伽攻略之最佳体式
使肌肤紧致的面部瑜伽

最佳练习时间	晨起
最佳练习次数	1次
方便系数	★★★★★
呼吸方式	腹式呼吸

别以为松弛是个小问题，当你在镜子里发现脸部轮廓开始模糊，眼角下垂，法令纹渐长时，那是你的肌肤提醒你，它不再年轻紧致了。聪明的女人总会有预防的办法。下面的这组面部瑜伽通过对脸颊、双眼角以及眉心部位的按摩，能活化面部神经，减少肌肤松弛下垂现象发生；同时用心的按摩还有助于将面部毒素排出，让你的肌肤更清透洁净。

导师提示

在进行面部瑜伽前，用热毛巾敷脸或涂抹眼霜来给眼部周围供给营养和水分，效果更佳。

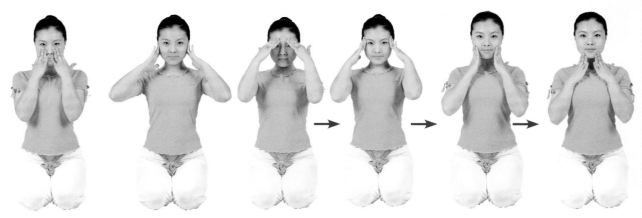

1 金刚坐姿，放松脸部，把食指、中指、无名指并拢放到下眼睑下侧的中心位置，轻压两侧脸颊。

2 吸气，两手向眼睛外侧滑动并按压2~3秒钟，呼气时放松手指。

3 与**2**同样方法，手指继续上滑至双眉上方，再滑到侧脸、脸颊下方、下巴两侧进行揉按。每一个部位的揉按尽量保持在5秒以上。

八 扔掉胭脂，
焕发最本色的红润嫩白

粉红色，天生有着甜蜜温柔的力量，好脸色是健康的标志。可寒风、低温的侵袭及新陈代谢的减慢，让我们的皮肤变得暗沉、苍白、干燥……想要好气色，就要加强面部的血液循环，动动指尖，轻按脸颊，唤醒蔷薇的颜色。

补气补血，你的肌肤才能如锦似缎，但如果脾胃不好，好脸色始终还是距你一步之遥。不管我们如何主动地补气、补血，最终身体所需的大部分能量还是通过脾脏消化的。所以，脾脏得到了滋养，才能由内而外散发出白里透红的光彩！

我们的五脏六腑，需要食物的滋养。蜂蜜能够补中气、润肺、补脾脏和养胃，这四个正是美容的关键。每天早上喝杯蜂蜜水，不仅能增强体质，更对女性养颜有极大帮助。红枣补中益气，养血安神，是补脾脏的良药。阿胶含有大量的胶原蛋白，补血的同时，还能滋阴补虚、消除内热。除了这些，推荐爱美又爱健康的你每天喝一杯山楂茶，因为山楂有明显的降低血清胆固醇、降血压、利尿、镇静等功效，可以强心、扩张血管、让面色红润。可以说，山楂是每个女人都该吃的"好脸色"食物。

好气色也来自好循环，运动自然是不二法门。几乎所有的健康管理专家都不忘强调运动对健康的好处。而瑜伽、普拉提、舞蹈是更快乐、更轻松、更适合女人的运动方式。运动让我们血液沸腾，快乐地出汗，感受体内卡路里的燃烧。好脸色自然来！

内养决定外貌，这话一点都不假。想要拥有白里

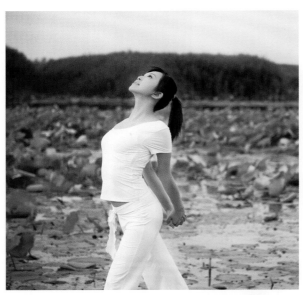

▲ 这是我最常做的体式，极简单的动作，却能同时锻炼到颈、肩、手臂、胸、背、腰、臀部，你能做到吗？现在就试试看，不需要到大自然中，在办公室就能练。

透红的好气色好肤色，除了身体的内部调养和勤于运动外，我们还要从日常生活中着手，打造蔷薇脸色，饮食、泡澡、舒畅的心情，都能为我们的美丽添砖加瓦，就让我们来修炼"绝招"吧！

午睡——享受午间美容

对于上班族女性来说，午睡是件很奢侈的事。但越来越多的研究发现，每天中午小睡一会对健康很有益处。午间小睡可以让大脑和身体得到双重的休整，

让我们气色更好，精力更充沛。公司附近的SPA馆或者足底按摩的小店，都能让我们放松一下疲惫的身心。即使是办公桌上的小憩也会对下午保持精力有帮助。需要提醒的是，如果在办公桌上休息，最好关闭电脑，以杜绝辐射。

享受SPA——泡一个舒适的澡

上次去欧洲旅行时带回的精油还原封未动地躺在抽屉里，花朵香皂都用来洗了手，家里的浴缸成了孩子的戏水乐园。你，这个家里最辛苦的角色是否也该宠爱一下自己呢？享受SPA是打造好脸色最有效的懒人运动。热水澡让温暖迅速包裹身体，同时促进全身血液循环。如果再有植物精油和浴盐一起参与这场放松行动，将会是既享受又有效的体验。

瑜伽攻略之最佳体式
犁式

最佳练习时间	下午4点、晚上8点
最佳练习次数	2次
方便系数	★★★
呼吸方式	腹式呼吸

红润的脸色是健康的标志，而气候的变化、心情的紧张抑郁、新陈代谢的减慢……都能让我们的皮肤变得暗沉、苍白、干燥。犁式动作可以促进血液循环，使血流量增加，令脸色看起来红润自然；同时，这个体式可以收缩腹部器官，改善消化系统功能，让身体吸收养分并送至全身各个角落，达到养颜护肤的目的。

导师提示

若背部相当僵硬，请不要勉强，以防受伤；坐骨神经痛患者不要练习此体式；高血压患者练习此体式时，要在后面放个垫子，以便放置双脚；年长者要在专业医生的指导下练习此式。

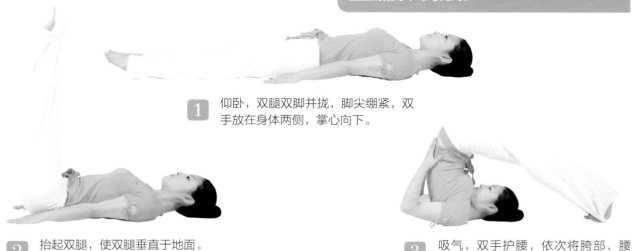

1　仰卧，双腿双脚并拢，脚尖绷紧，双手放在身体两侧，掌心向下。

2　抬起双腿，使双腿垂直于地面。

3　吸气，双手护腰，依次将胯部、腰部、脚伸向头上方的地上。然后呼气，还原。

九 | 拒绝面部水肿，还原脸部紧致轮廓

你有过早晨起床时眼皮、脸部浮肿，看到镜中"珠圆玉润"的脸庞而花容失色的经历吗？这表示水肿已经悄悄来报到。身为女人，大家总是希望脸庞再瘦一点！而水肿却使我们的脸庞看起来更大、更臃肿……在这一节里让我们了解浮肿的成因，帮你变身紧致小脸美人！

虽然浮肿未必是一种严重的疾病，但也不要轻视，因为大部分的浮肿是由肾脏或心脏疾病所导致的。有的人血液循环、代谢能力差，或者习惯在睡前大量喝水、久坐不动、熬夜等，这些不良习惯都是引起水肿的元凶。血液循环系统效果变差，来不及将体内多余的废水排出去，水分滞留在微血管内，甚至回渗到皮肤中，便产生了膨胀浮肿现象。这种浮肿在起床活动一会儿后，就会慢慢自动消退。另外，有的人喜欢吃咸辣口味的食物，之后往往喝大量水，如果身体不能及时地排出水分，便容易发生浮肿现象。所以要维持水和电解质平衡，就必须将多余的水排出体外，多吃有助于加强水分循环的食物就可帮助消肿哦。

此外，经常熬夜和工作压力很大的女性，身体的新陈代谢会减慢，使体内废物易于积聚，或者平时饮食品种单一，摄取营养不均衡，造成长期面部及下肢浮肿。经常饮冰冻饮料或身处空调环境中，会使身体容易受凉，导致血液循环不佳，也会使身体出现浮肿现象。

清晨起来，镜子中的脸总是像圆圆鼓鼓的麦当劳汉堡包，平日的肌肤光彩不但不见，而且还疲态毕露！遇到生理期，这种"吹气球"的膨胀更变本加厉。我来告诉你缓解水肿的秘密吧，此后好好保养，让水肿脸再也不出现！

摄取足够的蛋白质

饮食中盐分过多，而又缺乏某些矿物质时，就容易造成营养失调性浮肿。有些女性因为强制性节食而导致身体里的营养严重缺乏，特别缺少优质蛋白质。人的细胞是由70%的水、28%的蛋白质、2%的脂肪组成，当我们体内的蛋白质缺少的时候，细胞就有大量的水分，从而产生水肿，所以姐妹们一定要补充优质的蛋白质，也可选择摄入植物蛋白。

吃保暖和高钙食物消肿

我们一直在强调"低盐"饮食，过甜、咸、冷、辣、酸的食物都会加重浮肿症状。这些食物容易使肠胃疲惫，进而使体内的水分滞留下来。要对付浮肿，就要均衡摄取温和或有利尿作用的食物，使胃部得到休息，同时晚上也应减少饮食，不应大量摄入水分或含水量很高的水果。白天多喝水和有助于代谢的绿茶或普洱茶，多多摄入膳食纤维。多摄入钙质，也能帮助排出体内由含钠的盐分产生的多余水分。含钙丰富的食物有苹果、粟米、扁豆和北豆腐等。此外，蒜头、红酒、提子、辣椒、鸡肉等能促进水分循环的食物也可适量多吃。

喝黑咖啡和浓茶消肿

吃完早饭后，喝一杯黑咖啡或浓茶，约30分钟到1小时后，就能看到脸部浮肿消失。黑咖啡含有的咖啡因具有排水利尿、加速消耗身体热量的作用，能快速消除脸部浮肿。茶里面不仅含咖啡因，还有儿茶素，也具消肿效果。喝茶消肿，除了要注意用量外，一定不能加糖。另外，还可饮用取自天然食材的玉米须茶、薏仁水等。坚持饮用，也有预防浮肿的效果。

穴点指压按摩消肿

早上起来眼睛、脸部浮肿，可以用一些救急措施来弥补。以指腹按压眼眶周围，每个位置按压5秒钟，重复3次。因为气血、经络等交错复杂的关系，我们身上有许多穴位，它们可以反映出气血运行的顺畅与否，经常刺激按压相关穴位，可以改善脏腑功能，消除浮肿。

洗脸的同时顺带1分钟快速按摩，是最简单有效的皮肤消肿方法。轻轻从双颊内侧向外延伸按摩到耳后的淋巴结，有助于加强水分代谢。在洗脸后也可以使用面霜或面部按摩乳来进行指压按摩。

瑜伽攻略之最佳体式
花环式

最佳练习时间	下午3~4点
最佳练习次数	1次
方便系数	★★★★
呼吸方式	腹式呼吸

新陈代谢的不均衡，会导致水分滞留在体内，因此造成面部浮肿。大腿根部是许多经络的交汇处，这个体式在双腿下压的过程中，不仅能疏通经络，还有利于按摩大腿根部的淋巴，促进其循环以消除浮肿；另外，下蹲的动作可以按摩腹部器官，增强肾脏功能，有利于代谢掉体内多余的水分和废物，从而消除脸部浮肿。

导师提示

胃肠不适者、怀孕的女性和刚做完手术者不建议练习此体式。

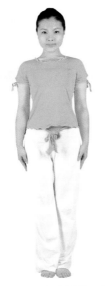

1 直立站姿，双腿双脚并拢，双手自然垂于体侧，腰背挺直。

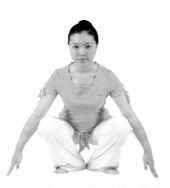

2 左右脚后跟相触，脚尖打开，屈膝下蹲，双膝打开，双手向双膝两侧伸展，食指触地。

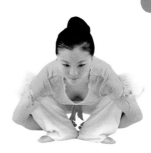

3 双臂向外展开，环绕双腿，双手抓住双脚脚踝，吸气。

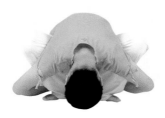

4 呼气，上身向前向下，将额头顶在地面上，臀部不要抬高。吸气，收腹，臀部尽量压低，保持20秒后，呼气，全身放松。

十 | 手如柔荑，
经营好我们的第二张名片

穿得像皇后像公主，戴了满手的钻石，但手一伸出来却是粗硬灰黄，满目沧桑。最恐怖的是，留了长指甲又无暇细心呵护，任其毛糙肉刺翻出如魔爪。女人留长指甲的奢华，不在那点指甲油的价钱，而在那24小时都必须保持光泽如钻石的十指尖尖。

俗话说，手是女人的"第二张脸"。谁不想拥有一双白皙细嫩、指甲圆润的手？双手粗糙、布满皱纹、没有光泽，立即会给人邋遢的印象。衣着光鲜、妆容靓丽、举止得体，一切都看似完美，谁知，不经意间伸出的双手却悄悄地泄露了所有的秘密。所以，手的保养很重要。

想让双手嫩滑无比，生活中的一些习惯就能做到。在喝完牛奶或酸奶后，将剩下的一点抹在手上，约15分钟后用温水洗净双手。另外，还可以取鸡蛋清，加入适量牛奶、蜂蜜调和均匀后敷在手上，15分钟后洗净再涂抹手霜，每周做一次，有祛皱美白的功效哦。最实用的DIY手膜就是红糖和蜂蜜的混合物。程序很简单，先准备一副宽松的手套，每天晚上睡觉前，把红糖和蜂蜜混合起来，厚厚地涂在手上，然后戴上一次性手套睡觉。坚持一段时间以后，双手就会越来越嫩，小细纹都淡化了。

如果手指关节粗大，就一定要按摩手指。可以在涂抹护手霜后，用一只手的手指按摩另一只手，先从手背开始，轻轻画螺旋形直到指尖，再按摩指缝，上下按摩10次以上；再用一只手的拇指按摩另一只手的手掌，从手掌到肘部画螺旋形按摩。这样不仅可以使得关节粗大的手指慢慢地变得粗细均匀，还可加速指甲生长，使手部肌肤细嫩。

手部美丽，不仅仅是肌肤的细白嫩滑，还要兼顾到手指甲的健康和美观。一双纤柔玉手配上漂亮的美甲，让每个女人都心动不已。可是，你知道吗？美甲带来的是视觉上的享受，对我们的身体却有着很大的伤害。指甲承担着身体一小部分的排毒任务，而美甲却完全阻止了指甲自身的呼吸和排毒。长期使用指甲油，对我们的身体有害无益。

美丽双手，首先要健康指甲

指甲油主要由化学溶剂制成，这些原料毒性很大。长期使用指甲油会抑制我们体内的雄性激素，使我们的激素失调，甚至会使生殖器官受损、神经系统受到伤害。长期做美甲容易伤害到指甲根部的甲基，甲基由血管、淋巴和神经组成，当它受到损伤时，指甲会变脆变形。因此，我很少做美甲，对我而言，最重要的美甲工作是清洁。用专门的小刷子把指甲刷干净，给它们修剪出漂亮的形状就足够了。让它自由呼吸，和外界交换新鲜空气，这就是对待指甲的最好态度。

保养指甲的正确方法

有些美女的指甲根处常有倒刺，这主要是由于营养不均衡，缺乏维生素引起皮肤干燥造成的，建议多吃水果，补充维生素。出现倒刺时不要直接用手拔，

可以用指甲刀剪去。如果指甲容易断裂或者出现分层，则说明身体缺乏蛋白质。多吃鱼、虾、奶、蛋等富含蛋白质和钙质的食物，以及香蕉、牛肉、花生、鸡肉、海藻等富含锌、钾、铁等矿物质的食物，能使指甲坚固和饱满。

让你手指更灵活的手指护理法

女人们要想有一双纤纤玉手，除了日常保养之外，不妨利用空闲时间，做做手部护理操，这样可加强血液循环，手部的皮肤自然会变得温润而美丽。

甩手：双手放在胸前，激烈地甩动手腕约10秒钟。甩手可促进手部血液循环。

弹指：双手十指模拟弹钢琴，从大拇指开始一个一个弹向掌心，重复20次。可以锻炼手部的控制能力和活动能力。

压指：将10根手指分开，用力下压，直到指关节酸胀痛为止，重复10次。压指能够锻炼指关节的韧性和灵活性。

瑜伽攻略之最佳体式
美人吹箫

最佳练习时间	上午10点
最佳练习次数	2次
方便系数	★★★★★
呼吸方式	腹式呼吸

手是女人好教养的体现，优雅的女人一定要拥有一双美丽的手。除了手部肌肤的养护外，还要注重手的柔软和灵活，让女人的柔美从手上就可体现。这个体式可以锻炼手肘、手腕、手指等各个关节，灵活双手的指关节，美化手部线条，使手指变得纤长。常练习此体式，有助于增强手指的灵活性，促进血液循环，消除肌肉组织的僵硬感。

导师提示

注意动作的轻缓优雅，配合呼吸。手指肿胀的人，可以减慢动作变换速度，延长坚持时间；手指关节、神经组织缺乏灵活性的人，可以适当加快速度。

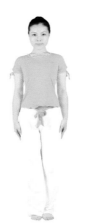

1 直立站姿。双腿双脚并拢，双手垂放于体侧，腰背挺直。

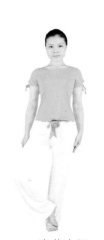

2 弯曲右腿，右脚尖放在左脚上，身体重心放在左腿上。

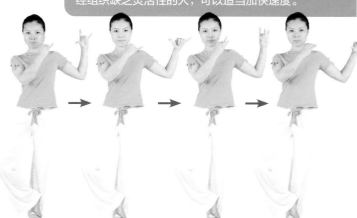

3 想象手中拿一支箫，双手做出吹箫的动作，手指根据音节不同来自由变换手势。

十一 | 玉臂是怎样练成的

据统计，亲密关系中对方的手停留在我们上臂的时间最久，拥抱、亲吻……他总有一只手不由自主地流连于你的上臂。但松弛的臂部肌肉，肤色不均不白嫩的臂部肌肤，是不是让你沮丧得快要尖叫了？！作为爱美的女人，怎能在夏季里没有无袖衫？可手臂的尴尬却让你望而却步。让我们来像保养面部肌肤一样呵护手臂的肌肤吧，很快你就会见到成效。

柔滑，光洁，紧致，线条纤细健美，上臂没有多余的赘肉，是完美手臂的标志。可"蝴蝶袖"般的上臂赘肉是公认最难消减的身体部位，而且，手臂肌肤和面部一样会经受紫外线的侵害而衰老，怎样才能让手臂肌肤细腻，肌肉线条紧实流畅？

第一，保持手臂的光洁是一年四季都要做到的事情。最简单的方法是在每次沐浴的时候刮去新生的汗毛，滋润霜也是修护毛孔的好东西。最需要注意的是汗毛冒头的一周内如果你没有及时刮去，摸上去扎扎的一片才是最令人尴尬的。

第二，由于受到阳光的损伤，手臂肌肤最容易老化和松弛，当你的手臂上出现了一条条干纹，上臂的"蝴蝶袖"已经形成的时候就只能与抹胸吊带绝缘了。每天为手臂进行按摩和滋润与每天为面部涂上保湿霜一样重要。

第三，纤细的小臂是塑造优美线条的前提，所以千万不能让手臂长出赘肉来。不用去健身房，每天利用座椅或者小哑铃让手臂做一些屈伸运动，刺激容易长赘肉的两臂肌肉，持续下来肯定会获得良好的效果。千万不要用重量过重的哑铃，不然练出明显的肌肉也很吓人。另外，给自己一个理由不提重物吧，不然你的小臂也会很容易出现肌肉块。

细腻修长的手臂不仅是美女们的第二张名片，也是年轻的象征，同时也是影响形体的关键因素。如果你不考虑为胖手臂减肥，每一次投向它们的视线都会让你"横向扩张"，你看上去至少比实际体重"胖"2~4千克。而且如果你破罐破摔，并不打算裸露手臂，你将被所有时装设计师"抛弃"，因为袖子是设计师夏天里最先剪掉的部分。可怕吧？所以我们一定要抱着不瘦手臂不罢休的态度，誓与粗胳膊抗争到底。

不保养，手臂也会老

手臂是我们的身体中裸露最多的部位，也最能代表女性身体肌肤的柔嫩。保养手臂，一定不能忽视肘部的保养。肘部肌肤一般比较粗糙，色泽明显会暗于手臂的其他部位，因此，千万不可对它不管不问，那样会失去穿短袖衣衫的意义哦。保养手臂要每天坚持保持其清洁。清洁时，可用沐浴露清洗，对于很干燥很粗糙的手肘部，可以用燕麦和蜂蜜混合来按摩。燕麦中含有大量的蛋白质，对护肤养颜功不可没，是非常好的去角质霜。小臂的皮肤由于长期压在桌上，涂滋润霜时应加倍涂敷。

手跑，跑出纤纤玉臂

如果你从不进行针对手臂的练习，手臂肌肉将以

瑜伽攻略之最佳体式
半月式

最佳练习时间	上午9点
最佳练习次数	2~4次
方便系数	★★★★★
呼吸方式	腹式呼吸

如果平时不注意锻炼的话，我们很容易就拥有"麒麟臂"，美女们唯恐避之不及吧？练练这个体式吧！它能拉伸双臂韧带，锻炼手臂的灵活性，让手臂上的脂肪在不知不觉中快速燃烧；同时能够活动肩部肌肉，可塑造出柔韧性感的后肩和纤长匀称的玉臂。

导师提示

向一侧弯腰时，保持身体不要前倾，双肩尽量向后打开，使腰部的拉伸效果更好，一定不要屏气，每个方向保持2~3个呼吸周期。回正向前向下动作连接时，腰部用力，身体慢慢伸展，不要用颈部的力量，以免发生头部眩晕，尤其是低血压患者，更要注意。

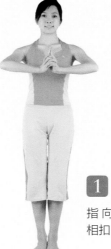

1 基本站姿。双手于胸前合十，食指向上，其他手指相扣。

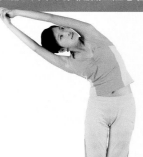

2 吸气，伸直手臂向头顶上方延伸，大臂在耳后夹紧。

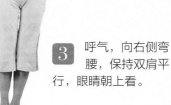

3 呼气，向右侧弯腰，保持双肩平行，眼睛朝上看。

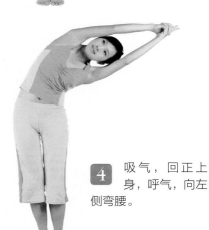

4 吸气，回正上身，呼气，向左侧弯腰。

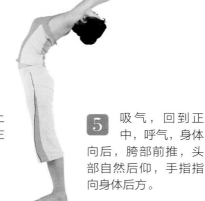

5 吸气，回到正中，呼气，身体向后，胯部前推，头部自然后仰，手指指向身体后方。

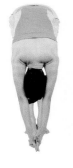

6 吸气，回正，呼气，以髋部为折点向前向下弯腰，手指触地，头部放松，然后，还原至初始站姿。

每年0.225千克的速度消失，如此下去你的手臂将很快"衰老"。手跑是以手为中心的健身活动。形式多种多样，躺在床上就可进行。仰卧身体，双臂向上伸直，活动手指，甩动腕肘部，伸展手臂等，目的是促进血液循环，让整条手臂的所有关节都能活动开。也可以模拟蹬自行车运动，但要有意识地用手臂发力，每次可做2分钟。或假想有个沙包来做对手，握拳重击，每次挥拳100次；也可拿一个橡皮软球尽力抛向空中，落下时稳稳接住，或将球用力抛向墙壁，弹回时再接住。

专家认为，手跑是一项适合工作学习忙碌人士的运动，尤其适合常常在电脑前"呆坐"、患有"鼠标综合征"的人群，有助于预防常见的肩周炎、关节炎等疾病。

按摩和瑜伽打造美臂

想瘦胳膊，按摩是个不错的办法。按摩时，先涂少量橄榄油，揉匀后开始往下顺着静脉回流的方向和淋巴回流的方向推，把水分推到腋窝去。腋下的淋巴丰富，是排毒的重要"关卡"，所以不要一味地追求穿衣的纤瘦效果而把这里包得紧紧的。

瑜伽是温和性的运动，其中的一个姿势可有效美化手臂。将手臂先抬起来，然后一只手使劲向后弯，但脊椎一定要直。你还可以在向后弯的手里紧握一个矿泉水瓶子，因为我们在使劲弯手的时候，手关节都是反着的，一使劲就拉伸了下部的肌肉。你可以每天做100下这个动作，左右手各50下。坚持一段时间，你会发现手臂内侧的肌肉渐渐紧实了。

瑜伽攻略之最佳体式
单手蛇式

最佳练习时间	午后2点
最佳练习次数	2次
方便系数	★ ★ ★ ★
呼吸方式	腹式呼吸

在夏天里你总是穿着蝙蝠衫来遮掩粗壮的上臂，上臂部的肉会让你看起来像大妈。因为动得太少而长满赘肉的手臂，就需要专门的力量练习。单手蛇式用双臂的力量支撑身体，能锻炼手臂肌肉，紧实双臂，让手臂肌肉充满弹性；另外，这个动作还能刺激腋下淋巴，加速消耗手臂积存的水分和废物，让你拥有"少女气质"的纤长美臂。

导师提示

双手支撑起身体时注意平衡，并保持20~30秒，然后做另一侧练习。上身可以微微前倾，更好地保持身体平衡。

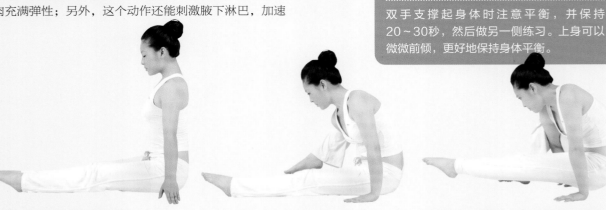

1 坐立，双腿双脚并拢伸直，双手自然垂于体侧，腰背挺直。

2 右腿曲起，右腿内侧搭放在右大臂外侧，使右腿不再受力。

3 吸气，支起身体，左腿离开地面。然后还原，做另一侧的练习。

十二 | 人老颈先老，天鹅美颈是年轻的象征

传说中的极品美女都是拥有着天鹅般优美的颈部，当她们缓缓抬起头，美得像一幅画。深谙护肤之道的我们，对面部肌肤细心呵护，无微不至，让年龄在脸上无处遁形。一不小心，却在顾盼间不经意露出脖颈上的纹路，可千万别让这一细节泄露了女人的天机。

颈部向来都是容易让人忽略的部位，但它其实比面部更容易形成皱纹。颈部肌肤单薄且脆弱，相比起面部肌肤而言，颈部皮肤的皮脂腺和汗腺的数量只有面部的1/3，油脂分泌少，更容易干燥，而且颈部肌肤缺少足够的脂肪层，在锁水能力上也略嫌不足，这就导致这一区域的肌肤普遍存在缺水状况，长期干燥导致的结果就是让你的脖子看起来粗糙，产生干纹，像火鸡脖子。

颈部除了干纹还有表情纹的存在，表情纹是由我们日常生活的小动作引致，例如，经常需要垂头工作、用颈夹着电话筒、用太高的枕头睡觉等，肌肉和脂肪会很容易在日积月累中变得皱起来，产生表情纹并难以恢复到原来的紧致状态，变得粗糙碍眼。

另外，紫外线、肌肤干燥、睡眠不足、不规律的作息、不良的睡眠姿势等都会加速颈部肌肤的衰老。而肥胖的人由于脂肪松弛积压，往往比瘦的人更容易出现颈纹。因此，加强颈部的日常护理必不可少。

颈部是最容易暴露女性真实年龄的部位。女人的美不仅仅局限于漂亮的脸蛋，细长精致的天鹅美颈，也已慢慢成为美丽的代名词。因此，如果姐妹们想让自己的年龄成为秘密，颈部护理就一定不能忽视，要像脸部护理一样成为每天的护肤必修课哦。

保湿+防晒，让颈部肌肤细嫩

颈部皮肤本来就比较薄，容易干燥。随着年龄的增加，细胞弹力纤维老化、胶原蛋白生成不足，颈部肌肤水分更加容易蒸发流失。如果不注意防晒，每天暴露在阳光下，加速水分的蒸发，紫外线的伤害会导致干燥、细纹、松弛等，加速颈部皮肤的老化。

针对干燥，我们能做的就是要保湿，使用含胶原蛋白的颈霜，加速肌肤底层纤维蛋白细胞更新，并配合适当的按摩手法，帮助颈霜发挥作用，就能更好地保持肌肤的弹性。值得注意的是颈部有很多淋巴分布，比较敏感，如果按摩力度过重，会引起防御性反应，反而造成松弛，一定要沿着肌肉的走向，温柔地按摩。

养成生活中的良好姿势

日常生活中许多不良的姿势，会增大颈部的负重，不利于血液循环及身体的代谢，加速肌肤老化。

面对电脑时往往容易驼背前倾，会导致颈部后侧的肌肉长时间被拉伸，加剧疲劳，同时颈部前侧的肌肉几乎没有被用到，容易老化松弛。

单手支撑头部，只会用到颈部一侧的肌肉，养成习惯的话，颈部肌肉就会失去平衡，平时没有被锻炼的肌肉就会衰老松弛。单肩背包或是背行李的话，同样也只会用到肩部一侧的肌肉，而没有被锻炼到的肌肉就会老化松弛。平时背包时要注意左右肩膀交替。

枕头过高的话，颈部肌肉就会处于紧张状态，不利于消除疲劳，而且枕头一高，下颌难免会收紧，容易产生颈纹。

颈部弹力按摩操

颈部的日常保养固然重要，有时间有精力的时候适当按摩，能加速淋巴及血液循环，让颈部的保养

瑜伽攻略之最佳体式
滑颈法

最佳练习时间	早上6~7点
最佳练习次数	2次
方便系数	★ ★ ★ ★ ★
呼吸方式	腹式呼吸

不经意的一次回眸，修长细嫩的美颈便将你的优雅妩媚展现得恰到好处。可是颈部比面部更容易松弛和产生皱纹。头部向后、向侧的转动，能很好地放松和舒展颈部，让颈部肌肉、神经和韧带得到充分的按摩；同时还能消除颈部细纹，增强肌肤弹性，让你的美颈光滑、纤长。

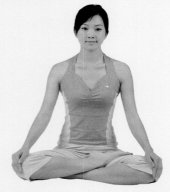

1 弯曲左小腿，将左脚放在右脚大腿内下侧，弯曲右腿，并把右脚放在左大腿上；双手扶双膝。

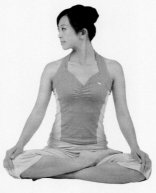

2 呼气，头转向右侧，眼睛看向右侧，下巴与右肩平行。

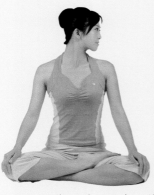

3 吸气，头回正中，随着呼气头转向左侧，眼睛看向左侧，下巴与左肩平行。

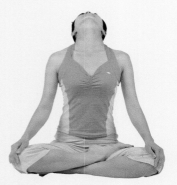

4 吸气，头回正中，呼气，仰头，眼睛向上看。

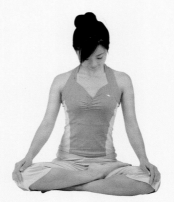

5 吸气，头回正中，呼气，低头，用下巴找锁骨，放松，还原。

导师提示

这些练习要做得缓慢而轻柔，小心不要让颈部肌肉过于用力而疲劳，伸展到颈部每一侧的极限就可以了，当听到"咯咯"响声时，说明颈部得到了放松。

效果加倍。

Step1　取1元硬币大小的颈霜均匀涂抹在颈部，双手手指稍稍用力向上提拉颈部中间松弛的肌肉。颈部的皮肤是横向的，按摩时千万不能打横，而要用向上打圈的方法。

Step2　将头部向左倾斜，手指指腹从颈部下端往上推揉，直至耳后。然后换右边，各10次。

Step3　头后仰，举起双手大拇指，将下颌处多余的肉往前推至下巴处，再以相同的方法，慢慢向左右耳处按动。持之以恒，可以促进血液循环，从而帮助皮肤细胞新生，减慢因衰老而造成颈部肌肤下垂。

瑜伽攻略之最佳体式
展臂调息

最佳练习时间	早上6~7点
最佳练习次数	1次
方便系数	★ ★ ★ ★ ★
呼吸方式	腹式呼吸

　　一天当中无数次地抬头低头，颈部还要承受头部的重量，这样会使颈部肌肤更容易老化和松弛。展臂调息时手臂上伸，颈部后仰，让颈部的神经、肌肉和韧带能得到很好的按摩，并促进血液循环，保证颈部皮肤的血液和水分充足。臂部上抬的动作使肩胛骨也能够得到相应的放松，打造出更加优雅和完美的颈部线条。

导师提示

注意保持呼吸的平稳，双手始终保持十指并拢伸直，有无限延伸的感觉，能更好拉伸手臂肌肉组织，促进手臂力量以及协调性的锻炼。练习时，要关注吸气与呼气间的停顿。

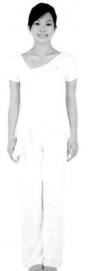

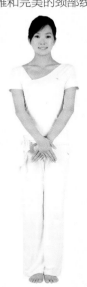

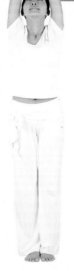

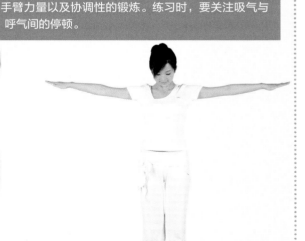

1　基本站姿，双腿双脚并拢，双手自然垂于体侧，腰背挺直。

2　双手于体前交叉，自然垂于体前。

3　吸气，双臂高举过头顶，双手保持交叉，颈部后仰，眼睛看向手指的方向。

4　呼气，低头，双臂缓缓于体侧打开，与地面平行，吸气，双臂高举过头顶。反复做4次，最后，双臂落于体侧，指尖有微微发热的感觉。

十三 | 优雅美人肩，肩线决定你的脱尘气质

女人迷人的身体曲线，不只是胸部的大小。更多的人认为，女人最美的部位，是在脖子和肩膀间的优美曲线。浑圆的肩部是女人性感的法宝，它让你拥有更加完美的正面、侧面曲线。端正而美丽的肩颈是女性整体气质的"纲"，对带动全身的轻盈感有提纲挈领的作用。若你认为自己的肩线不够美，也没关系，只要你多做美肩运动，美人肩并非是梦想，而且会让你身形更匀称，气质更优雅。

称得上肩膀漂亮，有几个条件是必须满足的，那就是：双肩线条流畅在同一水平线，单侧肩宽一拳半到两拳，背部稍薄，突出骨感。肩头要有骨，骨窝的深浅要适度，线条清晰而不尖刻，肩头圆润而不厚实，肌肤光滑且带有弹性。从春天到夏天，颈部和肩部拥有"露"的优先权，也最先接受我们挑剔的审美。而它们也恰恰是我们高超化妆术的"遗"点，年龄的秘密往往在这里不经意走漏。穿上露肩装或抹胸式的礼服，如果你有一个纤瘦的V字形香肩，温润细腻，一定会成为人群中的亮点。

那么，如何拥有诱人香肩？除了运动塑形保证肩膀没有赘肉之外，也不能忽略了日常肩部皮肤的保养。美颈的天生敌人首先就是时间！一天天、一年年，一圈圈越来越松的"维纳斯项圈"戴在颈上，成了摘不掉的年龄证据。接着是姿态！办公桌前，职场女性们习惯"坐"出最"舒服"的姿势——缩颈、弓背、耸肩……长此以往，肌肉越来越疲劳，线条越来越僵硬走形。做下面的瑜伽练习，开始对美颈美肩的全面"修形"吧！

美颈、香肩，暴露还是隐藏？视线移开还是停留？对比往往产生出人意料的效果，对比甚至可以创造美。美颈让面部的轮廓更分明，神态更优雅，骨感的双肩会强调出细腰的视觉效果。我们减肥时肩部常常被忽略，其实只有肩部线条柔和了，穿衣时整体才会美观。

日常肩部护理法

对于爱美的我们来说，要像对待面部、颈部肌肤那样护理肩部肌肤。每周要给肩部皮肤一次细心、周到的呵护。可先用热毛巾敷一下皮肤，或者在洗浴后、皮肤柔软的状态下，用磨砂膏去角质，拍上营养水，再敷一些水果汁。用黄瓜、番茄或者用蜂蜜稀释后去按摩肩部，会让肩部肌肤光滑细嫩，柔软有美感。另外，注意加强体育锻炼，增强肩部的美感。比如，游泳、网球、高尔夫或者滑雪橇，都能塑造肩部线条，其中游泳最适宜于肩部线条的雕塑。如果不会游泳，平时也可以模仿自由泳和蛙泳的滑水动作。

按摩法打造健康美肩

精油具有安神定志的作用，可以镇定精神，消除紧张及压力感，缓和焦躁不安的情绪。根据自身情况选择一款合适的精油，并且按摩位于后颈根部与肩膀中央的肩井穴。这样做可以疏通经络，增强血液循环，改善局部肌肉疲劳的状况。

经常做一做简单的肩部按摩吧！具体方法是：先

用中指和无名指从肩部开始到耳根，打圈按摩；然后四指并拢于背后，用大拇指从锁骨到肩部打圈按摩。按摩可以刺激皮肤、肌肉、关节、神经以及淋巴等处，促进局部的血液循环，改善新陈代谢，从而增强机体的抗病能力，缓解肌肉痉挛和疼痛。

温热眼睛并忌食寒性食物

温热眼睛也能消除肩颈僵硬。眼部的很多经络都与肩颈相通，因此，眼部的干涩疲劳也会加剧肩颈的僵硬。搓热双手，用手掌包住并温热眼睛，加快眼部的血液循环，可以惠及肩颈。

另外，要少食加剧肌肉僵硬的发寒食物。芒果、山竹、香蕉、荔枝等南方水果，是导致身体发寒、肌肉僵硬的典型食品；咖啡也是典型的热带饮料，同样有降低体温的作用，因此，要避免与含糖量高的甜点一起食用，否则也会使肩颈血流不畅。

瑜伽攻略之最佳体式
肩肘运动

最佳练习时间	上午8点
最佳练习次数	1次
方便系数	★ ★ ★ ★ ★
呼吸方式	腹式呼吸

肩膀是我们形体中最为关键的一环，它决定了你的气质。经常用单侧手臂提手袋会造成高低肩等不美观现象。这个体式能放松肩关节，强化背部上方肌肉，尤其是肩胛骨区域，消除肩胛骨的疼痛感，同时使双肩平衡，肩部线条更优美。

导师提示

注意不要让手臂松垮无力。肘部用力，带动肩关节慢慢地做动作，让肩关节一点一点地得到"润滑油"的滋润。

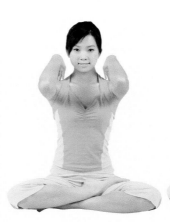

1 以半莲花式盘坐，双臂屈肘，肘部朝前，双手指尖搭在肩头。

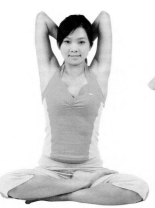

2 吸气，双肩旋转竖直向上打开，双手手指触摸颈后部。

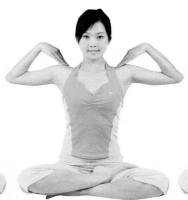

3 继续吸气，双臂向前旋转，回到体侧与地面平行，继续保持屈肘，双手手指按压肩部。

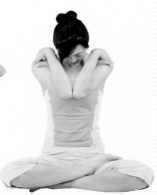

4 呼气，低头，双臂于体前旋转，肘尖相对。然后放松，回到半莲花坐姿。

十四 | 身体最美高峰，美胸塑造训练营

完美的胸部曲线是成就女性曲线美的关键，它让女人变得更加凹凸有致、窈窕玲珑。所谓的美胸不是只着重在"大"而已，胸部大小其实也要搭配身材比例。松弛、下垂、外扩，才是影响胸部曲线的最主要原因。找出自己的黄金胸部比例，进行正确的保养，维持弹性与漂亮胸型才是王道！

女人的面子问题，你会早晚花时间、精挑细选保养品做最完美的保养，不过谈到乳房的保养，你的概念可能还很模糊，或许认为穿对胸罩、涂抹美胸乳液就已经足够。其实隐藏在衣服底下的胸部，更需要细心的呵护。随着年龄的增长，乳房的保养重点也略有不同。一般来说，25岁是新陈代谢的高峰期，你的乳房养护计划，可以以这个阶段作为分界。

25岁之前是乳房的成长期，甚至包括了胸部发育最重要的青春期，因此就这个时期而言，"做对的事"比"做什么事"更重要。在内衣的选择上要正确，在饮食的摄取上要均衡，这就是最基本的胸部保养之道。长期穿着不当的内衣以及营养不均衡的饮食习惯，都会影响乳房的成长发育，造成下垂、外扩等胸部不美观问题提早出现。

25岁之后过了新陈代谢的高峰期，不管是生理现象或是体态状况，都会慢慢走向下坡。这个时候积极的保养是必要的，你可以借助运动以及胸部保养品，来预防乳房不美观问题的发生。每天针对胸大肌做适当的锻炼，不仅会使胸部线条更有型，乳房也会因肌群受到锻炼而有丰满效果。早晚使用美胸产品，搭配

正确按摩做居家胸部保养，对胸型的维持，甚至是不完美胸型的改善，都可以在持续坚持下看到效果。

善用女人的生理周期，你不仅可以轻松达到减肥的目的，更可以拥有最佳的丰胸效果。丰胸的黄金期就在你月经来开始算起第12~24天这段时间，这段时间因为雌激素大量分泌，加强食补及按摩，可以激发乳房组织的生长，让罩杯升级，效果事半功倍。

专家建议，运动健身、营养食补、穴位按摩、滋养护理于一体的健康丰胸方式最值得推崇。尤其提倡女性做美胸运动、运动健胸操或健胸瑜伽、煲各种符合你胃口的"丰胸汤"、适当进行乳房按摩等。而生活中的有些动作如果你能特别去注重或留意，那么除了能保持胸部漂亮的曲线外，即使是小胸美女，也会让胸部有些微的成长或提升弹性度哦！

神效美胸手技

胸部保养，按摩绝对是关键。经常按摩乳房可使垂体和卵巢分泌激素的功能得到加强，促进局部血液循环，让乳房组织发育得更好。手技及方向很重要，每天洗澡后搭配胸部紧实保养品，"由下往上""由外往内"进行按摩，一个月后胸型绝对大不同。

由外往内：四指并拢，以掌心及指腹包覆胸部下缘，由外往内滑动按摩，直到保养品被完全吸收，有助于改善胸部外扩现象。

由下往上：四指并拢，以掌心及指腹包覆胸部外缘，由下往上滑动的同时，将腋下赘肉往内拨，按摩

直到保养品被完全吸收，有助于预防胸部下垂，帮助改善副乳现象；四指并拢，双手由下往上轮替拍打胸部下缘，按摩直到保养品被吸收即可，有助于改善胸部下垂现象。

良好的生活习惯养出美胸

良好的生活习惯对美胸的塑造有很大的影响。乳房是一个娇嫩的器官，不能长期的挤压、撞击等，因此睡觉以仰卧为佳，尽量不要长期向一个方向侧卧，这样容易引起双侧乳房发育不平衡。

乳房还是一个怕热的器官。乳房周围微血管密布，水温不要高于27度，要避免用热水直冲乳房，太热

或太冷的水会使乳房软组织松弛，也会引起皮肤干燥。另外，应少洗桑拿，洗时一定要用干毛巾护好胸部。

另外，保持良好的心情，不过度节食，都对美胸的塑造有极大的好处。

穿对内衣的秘诀

找对适合的内衣，就好像选对一个贴心的保护者。内衣的选购和穿戴对胸型有着极大影响。集中和3/4罩杯，这是两个购买内衣的秘诀。如果乳房有些下垂的话，选内衣时要选稍微大一些的号码，并且关键是一定要有钢圈和侧面加强附托效果的内衣。这种内衣能从侧面支撑脂肪，将乳房的位置提高，从下往

瑜伽攻略之最佳体式
弓式

最佳练习时间	上午9~10点
最佳练习次数	2次
方便系数	★★★★
呼吸方式	腹式呼吸

我们的胸部也会老，下垂、外扩等问题让你自信全无，快来做瑜伽吧！这个体式能让胸部得到完全的扩展，提高乳房承托力，预防乳房下垂；同时还能伸展身体前侧的肌肉群，美化胸部曲线，增强胸部肌肤的弹性，让身体线条更流畅。

导师提示

当身体向上抬到极限时，将臀部收紧，均匀地呼吸，此时，整个身体只有小腹部着地，保持2~3个呼吸周期。做3~5次练习。腰部力量缺乏的女性，可以手部用力带动上身向上伸展，两侧肩胛骨尽量相触。

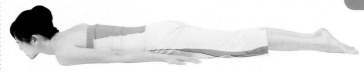

1 俯卧，下颌着地，双腿分开与肩同宽。

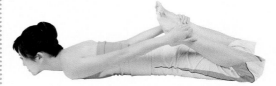

2 弯曲双膝，将小腿尽量收到靠近臀部，双手向后抓住双脚脚踝。

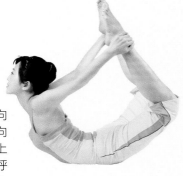

3 吸气，双腿向后向上用力带动上身向上抬离地面，眼睛看向上方，保持顺畅自然的呼吸，边呼气边缓缓将身体还原于初始姿势。

上地给予支持。在内衣的选购上，不要贪便宜选择小店里的劣质内衣，也不要穿到没有弹性和承托力了再换，优雅的女人要讲究这种"看不见的华服"。

穿内衣时最好是上半身往前斜倾45度角，让胸部能自然和内衣贴合，然后在扣上扣环后，将腋下多余的部分尽量向罩杯里推入，这样能够让胸部看起来更丰满。让乱跑的腋下肉肉和脂肪能受到每天固定动作的影响，进而回归到胸部脂肪内，有时还能让胸部罩杯因此升级哦！

吃出美胸来

很多食物具有一定的美胸效果，如果想要让胸部形状与弹性状态持续美观，或是正值青春期，想要增加胸部的成长空间，那不妨平时多摄取下列这些食物！

胶质类食物： 猪脚、鸡脚、动物筋蹄、海参等，这些食物有丰富的胶原蛋白，可以增加胸部胶原蛋白的补充量，增加弹性，而其中的蛋白质还可以促进激素分泌，帮助胸部发育。

海鲜类食物： 蛤蜊、牡蛎、孔雀贝等海产，这些海鲜含有丰富的锌，可以促进激素分泌，让胸部变得丰满、坚挺。

蔬果类食物： 莴苣和山药含有丰富的植物性激素，对胸部发育有一定的帮助。木瓜则是很好的丰胸食品，尤其是青木瓜含有较多的木瓜酵素，和肉类一起炖煮，可以帮助蛋白质消化，促进乳腺发育。

瑜伽攻略之最佳体式
莲心推手

最佳练习时间	上午8点
最佳练习次数	2次
方便系数	★★★★★
呼吸方式	腹式呼吸

过于丰满也不是好事情，胸部脂肪堆积过多容易引起胸部下垂哦。这个体式通过左右推手扩展，锻炼了胸部，有助于提高胸大肌的张力和弹性，按摩胸部，消除多余脂肪；同时刺激胸部腺体，让胸部坚挺、结实，更富有弹性，还有美化手臂的功效。

导师提示

身体坐直，力量才不会压在腿部，否则双腿容易发麻。双肩始终正对前方，能更好地按摩拉伸脊椎，刺激中枢神经系统。

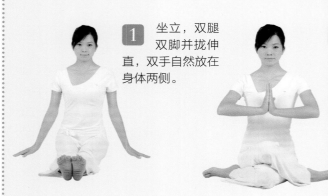

1 坐立，双腿双脚并拢伸直，双手自然放在身体两侧。

2 吸气，右脚跨过左膝，右脚后跟收至左臀处，屈左腿，左脚后跟收至右臀处，双膝在一条直线上，双脚背着地，呼气，双手在胸前合十。

3 吸气，右手推动左手臂至左边，呼气，回正，做另一边的练习。

十五 | 清劲背影，
为妩媚添一丝坚定

我们总是为看得见的肌肤而大费周章，而看不见的背部，却很少得到过关注。女性的正面是叙事篇，背影则是抒情篇。白桦林般的背影会引起注目者的无限遐想：她有怎样的坚定内在？想一想，无论前面装点得多么无懈可击，黯淡无光的粗糙背部会不会让你脸红发窘？美貌需要上帝的恩赐，而美背则全靠你自己的锻造。背部的华丽绝对是气质元素中的重量级，紧实的线条加细腻的质地才能让你的美背摇曳出隐秘的性感味道。

我们全身上下，除了足底，就属背部的角质层最厚，所以循环代谢能力较弱，老废角质结合油脂很容易堆积形成粉刺。所以一定要彻底地做好背部清洁工作，用清洁力足够而又温和的身体清洁品，每周都要用身体磨砂膏彻底清除老废角质。选择保湿力强而又不会过油的润体乳来滋润背部肌肤，护手霜那种质地丰厚的可就不适合背部了。

因为背部肌肉很难在日常生活中运用到，很容易造成肌肉松弛与脂肪沉淀。所以平日里要给自己加强背部的运动。背部运动的原则为"低负荷、高反复"，就好比最简单的向后扩胸运动，强度不必太高，但重复次数要足，当背部肌肉有热感时，便已有运动效果了。而现在盛行的瑜伽中，许多姿势便是专门为锻炼背部、脊椎而设计的，比如，猫式和眼镜蛇式。当我们的脊椎越来越柔软，看起来也会更加挺拔和年轻。

中医很注重后背的养生，因为后背为阳，很容易受寒。睡觉的时候，一定要盖好后背处的被子。此

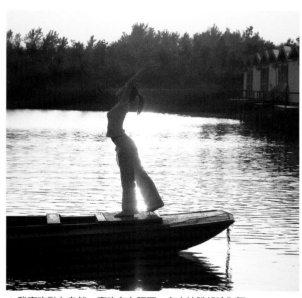

▲ 我喜欢融入自然，喜欢在夕阳下，自由地跳起瑜伽舞。

外，捏脊是很好的后背养生法：俯卧躺着，用拇指、中指和食指指腹捏起脊柱上面的皮肤，轻轻提起，从腰处开始，边捻动边向上走，一直到脖颈。从下往上捏，一般捏3~5次，以皮肤微微发红为度。

完美的背部，肌肤应当是光滑如丝缎般细腻，如同一块温润光洁的美玉。可是，赘肉、痘痘等不雅因素让我们的背部无法达到美好状态。现在最紧迫的任务，就是像爱面子那样呵护你的后背，练就一副迷人的蝴蝶骨。当然，背影一定要是摇曳生姿的，妩媚之中还要添一份坚定。

练就迷人的蝴蝶骨

凡是让人过目不忘的背影，无一不拥有一双漂亮的蝴蝶骨。所谓蝴蝶骨，就是肩膀以下，分居后背两侧呈对称分布的两块肩胛骨，很多女星在出席大型活动之前都会苦练出蝴蝶骨来，才敢穿上深V字露背装。想拥有蝴蝶骨，方法并不难——每天抽出一点时间做做背部运动，不但能让背部线条重回紧致，还能顺道减减压。

我们推荐一个在家就能做的小动作——向背内侧夹紧双肩。在看电视的时候，随时随地保持挺胸收腹，双肩向背部的内侧中心夹紧，然后放松，如此反复。每天至少坚持半小时，虽然瘦背的速度比健身房的训练慢了些，但在这简单的一夹一松中，蝴蝶骨也日渐凸显。

锻炼出紧实优美的背部肌肉

越来越多的人在工作时，要求身体不断地保持一个特别的姿势好几个小时，而背部肌肉不使用就会变得虚弱。下班了，我们最喜欢的姿势就是瘫坐在椅子上，以为这样就能全身放松、休息。其实这种姿势给背部肌肉带来的负担，远甚于正襟危坐。

瑜伽攻略之最佳体式
直角式

最佳练习时间	上午10点
最佳练习次数	2次
方便系数	★ ★ ★ ★ ★
呼吸方式	腹式呼吸

造成驼背的原因95%以上都是因为姿势不端正。姿势不正确导致脊椎弯曲，腰部的力量也随之变弱，双肩下垂，让背部看起来极其不协调。而这个体式可以增强腰背部力量，消除紧张和纠正不正确的姿势，如驼背、溜肩。此外还能纠正脊柱弯曲与双肩下垂，使脊柱健康。

导师提示

保持动作时，将身体的重心放在脚掌上，使双腿与地面垂直。练习过程中尽量让双臂夹紧双耳，使身体屈曲成直角，并保持3个呼吸周期。双肩下沉，眼睛可以看向手指的方向，这样会更好地拉伸脊柱。

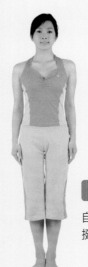

1 站立，双腿双脚伸直并拢，双手自然垂于体侧，腰背挺直。

2 吸气，双臂向头顶方向竖直举起，双手于头顶相对。

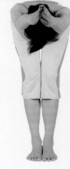

3 呼气，双臂及上身向下，与地面平行，使整个身体成直角。保持3~5个呼吸周期，然后吸气起身，呼气还原。

每天利用睡前10分钟做做背部伸展动作，不但能让背部不再紧绷，也能顺道增加背部肌肉的紧实度。此外，还可以通过专门的运动和瑜伽动作塑造美丽的背部，自己在家也可以学习模特用头顶书，以帮助伸直脊背。

一个拥有美背的女人，一定不是懒懒散散的，即使坐在沙发里也不会像散了架似的瘫着。优雅的女人不一定是花容月貌，但一定不是驼着背拖着臃肿身体走路的女人。

端正自己的坐姿、走姿和站姿

正确的日常姿态，对塑造优雅背影至关重要。坐时应坐在椅子前1/2位置上，这种姿势使尾椎骨与左右坐骨分担了上半身的体重，相对不容易造成腰酸背痛。此种坐姿配以下颌微扬的倾听姿态，不仅给人以专注与精神焕发的好印象，还不容易使背部肌肉有僵硬感。

走路时过分地挺胸腆肚，不仅给人以傲慢的印象，还容易给背部造成负担。走路时微微抬头，腹部有意识地向内收，就可以营造挺拔的背影。

站立时不妨有意识地让自己的颈、背、小腿成一条直线，深吸一口气，感觉背部有一条线在向上牵引，可以使人看起来苗条挺拔。

瑜伽攻略之最佳体式
莲心幻椅式

最佳练习时间	午后2点
最佳练习次数	2次
方便系数	★ ★ ★ ★ ★
呼吸方式	腹式呼吸

我们经常感到腰酸背痛，是因为脊柱逐渐衰老，如果不进行针对背部的锻炼，你的体态会看起来更"老龄化"。莲心幻椅式能刺激背部的神经分支，滋养脊柱，按摩背部肌肉群，消除背部酸痛和僵硬，矫正不良姿态，防止驼背，等等。背部肥肉太多，看起来也无丝毫美感，这个优雅的体式还能消除多余脂肪，增强体态的平衡度。

导师提示

双手支撑起身体时注意平衡，并保持20~30秒，然后做另一侧的练习。上身可以微微前倾，以更好地保持身体平衡。

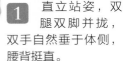

1 直立站姿，双腿双脚并拢，双手自然垂于体侧，腰背挺直。

2 吸气，双臂从体侧高举过头顶，双手合十，大拇指相扣，下移至胸前；呼气，屈膝下蹲，手臂平移至左边。

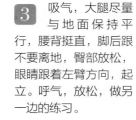

3 吸气，大腿尽量与地面保持平行，腰背挺直，脚后跟不要离地，臀部放松，眼睛跟着左臂方向，起立。呼气，放松，做另一边的练习。

十六 | 盈盈细腰，女人身体性感的中心

我的闺蜜小C，总爱伤感地翻看老照片，那时候，她拥有结实纤细的小蛮腰，但看看现实版，脂肪齐聚在腰间，被戏称为"游泳圈女人"。所谓妖娆，即是"腰"娆，像花朵的枝茎一样柔软而坚实的腰，是主宰女人味儿的S曲线中承上启下的重要一环，恰到好处的腰身，给人曲线玲珑、峰峦叠嶂的女性美感，反之，则显得粗笨。谁不想拥有纤细的小蛮腰呢？让我们走入瘦腰篇章，找出秘诀来吧。

我们的小腹，是我们的生殖系统所在，细腰是良好生育能力的象征，而腰上积累的肉肉意味着生殖系统功能的弱化。纤细的腰也意味着内脏没有下垂，肠道没有脏东西和油脂堆积。因此，风摆杨柳般的细腰不仅仅在于观感，更与我们的身体健康有着紧密联系。

强壮的腰是柔软的腰的前提，我们在家看电视的时候，可以做做这个动作，来强壮腰部，激活肾脏。两脚分开比肩宽一点，脚尖向外（这种姿势容易失去平衡，所以可以扶着墙或沙发），腰要挺直，然后下蹲，下蹲的时候两腿也是外展的，就像一只青蛙的样子。尽量蹲到最低，然后站起。这看起来容易，其实很累人，做10个就能让人出一身汗。想要加强练习呢，就在做这个动作的时候只用脚尖着地就行了。

想让腰柔软，可以做一个看似简单的动作，缓慢且温和地分别向前、后、左、右弯腰。向前弯腰，前倾的重量挤压你的小腹，可以排出肠道里的废物和废气，后腿的韧带也得到拉伸，同时有向上提臀的效果；向后弯腰，前腰和前胸的韧带都得到拉伸，整个后腰背会受到挤压，后腰背为维持身体平衡而消耗大量热量，同时也能按摩肾脏；左右弯腰可以使两侧腰变苗条起来；而向左后、右后扭动脊柱更可以按摩整个内脏器官，使脊柱变得更加灵活。

如果你的腰能够灵活地向前后左右各方向弯曲，那一定是不会有赘肉的，当你的腰越来越柔软的同时，肯定也会越来越细。宛如小提琴轮廓的腰部曲线，是女人性感的中心。从任何角度来看，都有着不可思议的曲线美。优美的腰要粗细适中，长短得当，才能体现女性身材的黄金比例；而柔韧灵活、圆润紧致的腰线，则是女性柔美的象征。要拥有一个平坦腹部，才能称得上是完美腰线弧度，才能成就沙漏般美妙的腰侧线条和优美的腰臀弧线。

小动作修炼小细腰

职场女性们每天在办公室里度过的时间最长，办公室坐着也能瘦腰，这种说法绝对不夸张，这个动作每天在办公椅上就可以轻松完成。

大家坐的时候首先要将脊椎自然伸直，腰腹部自然放松，两肩下沉，胸大肌张开，上半身保持自然挺直，不要含胸驼背。如果工作累了，可以将脊椎一节节地放松下来紧贴在椅子靠背上休息3~5分钟，再恢复自然挺直的体态。每天只要有意识地注意调整姿势，脂肪就不会堆积在腰腹。

还有另一个模仿捡书的动作也非常方便：坐在椅

瑜伽攻略之最佳体式
坐立扭转式

最佳练习时间	午后2点
最佳练习次数	2次
方便系数	★ ★ ★
呼吸方式	腹式呼吸

　　拥有水桶腰的人更容易患心脏病，尤其是脂肪聚集在腰、腹的人，要瘦腰，就要先排毒。坐立扭转式可以强化腹腔器官的排毒功能，自然瘦腰美体。扭转的动作可按摩腹部器官，加速毒素和多余水分的排出，刺激脊柱周围的32对神经；同时激活腺体的分泌功能，促进血液循环，疏通排毒"管道"，从而改善便秘和胀气，让腰瘦下来。同时手臂拉动腰线的伸展，燃烧腰部多余的脂肪，美化腰部线条。

导师提示

胯部正对前方，腰椎以上自然扭转，配合均匀的呼吸，将感觉放在腰部。初次练习感觉较困难者可将视线看向正前方，一次练习保持2~3个呼吸周期即可。

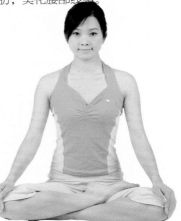

1 半莲花坐，腰背挺直，双手搭放在双膝上。

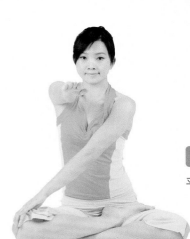

2 吸气，左手放在右膝盖上，右手平举，指尖朝前。

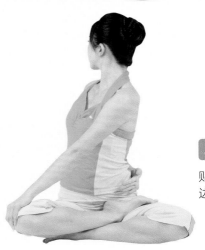

3 右手带动上身向后转，手背贴于左后腰，边呼气边扭转腰部。

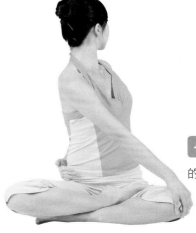

4 吸气，身体回正中，再做反方向的扭转练习。

子的中间，挺胸直背，幻想有两本书在椅子两侧的地上，做捡书的动作让身体侧屈，慢慢往下，再慢慢起来。两边各重复10次。有助于时刻保持"积极腹肌"。

呼吸和按摩也瘦腰

简单的呼吸就能让小腹平坦，小腰明显？是的。先保持一个良好的站姿，吸气时注意肚皮胀起、呼气时则肚皮缩紧，还要注意此时胸腔不要打开，通过腹腔吸气，吸气的时候感受腹腔向上提收，充分吸气再深呼出。每天坚持30分钟，可以促进体内淋巴循环，废物排出，就能很快拥有纤细腰身了。

另外一个简单的方法就是按摩带脉。躺在床上，用手轻捶自己的左右腰部，100次以上就可以。人体的经脉都是上下纵向而行，只有带脉横向环绕一圈，就像一条带子缠在腰间。经常敲打带脉不仅可以减掉腹部赘肉，还有助于治疗很多妇科疾病。

弹性呼啦圈，减腰围的大功臣

转呼啦圈能够减腰围、增加腰部力量和柔软度，这当然没错，但沉重的硬塑料呼啦圈同样也容易造成腰肌劳损，尤其是在呼啦圈加速和减速之时，会给腰部造成很大压力。目前有一种由拉力弹簧制成的弹性呼啦圈，锻炼时可以为腰腹提供有节奏的按摩，有利于腰部温度的提升，使血液循环加快，燃脂速度大幅度增加哦。

瑜伽攻略之最佳体式
猫伏式

最佳练习时间	午后2点
最佳练习次数	2次
方便系数	★ ★ ★
呼吸方式	腹式呼吸

对女人形体之美起决定作用的腰腹，偏偏最容易堆积脂肪，不注重腰部训练，它会很快地让你变成"大妈"。这个体式模仿猫的伏地方式，能够有效地燃烧腰部脂肪，释放腰部多余热量，可以让腰部曲线更加玲珑有致。并且这个动作对塑造臀部线条也有着很好的效果哦。

导师提示

移动过程中，肘不应移动，最多练10次；意识集中在腰椎、胸椎、颈椎部位。肩部缺乏锻炼的姐妹，可以在动作最后一步多坚持一些时间，有助于预防肩周炎。

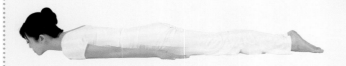

1 俯卧，下巴点地，双腿并拢，双手平放于体侧。

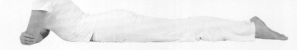

2 双臂屈肘，手抓对侧肘部，吸气，上身抬升，用双上臂支撑。

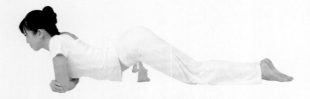

3 呼气，肩部、臀部向上提升，腰部下压，腹部离开地面，用双膝及双上臂支撑，保持双膝和双臂不动。

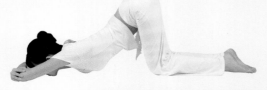

4 吸气，双大臂肌肉用力，以双膝为支点撑起上半身，头、肩、胸部下压。然后呼气，还原，重心前移，回到俯卧的姿势。

十七 | 平坦小腹，最迷人、最女人的年轻宣言

挂满赘肉的腹部让我们烦恼，向内凹陷紧贴着后腰的瘪瘪肚皮也让人打不起精神，况且随着岁月流逝，我们有一天可能将面对"肉松皮皱"的可怕现实。漂亮的腹部，正看有两条隐约可见的竖肌肉，形状仿佛两个竖立的小小冲浪板，侧看有微小的弧度，皮肤光滑，紧致，还应该有天鹅绒般的质感，而这样完美的腹部正是运动所得。是否美胸、是否长腿有赖于基因，唯有腰腹线条百分之百可以后天打造，每一个性感腰腹都是练出来的！

女人的腹部不能像男人那样肌肉突张，保持一定的脂肪层既是对内脏器官的保护，又能体现温柔和性感。柔滑的曲线需要经常对腹部按摩和做适当的腹肌运动，比如肚皮舞、普拉提、瑜伽来保持。

想要腹部平坦，首先得胃部平坦。许多胃突出现象都是由不良的进食习惯和某些疾病造成的。要改善这种现象，首先在吃饭时注意每口都要咀嚼20下以上，喝水要一点一点小口抿着喝，食物选择上无须忌口，但吃到八成饱时必须放下筷子。只要坚持2周，被撑大的胃部就会逐渐缩小到正常大小，难看的胃突出也随之消失了。吃饭时速度很快，或边吃边干别的事情，久而久之就会因为吞下太多空气而产生胃胀气，胃部总是鼓胀胀的，难受又难看。胃胀气的人可以做一个小动作来改善胀气症状：将身体平躺，膝盖弯曲，用双手环抱住小腿，尽量将大腿贴近肚子，保持一会儿。经常坚持的话，可恶的胃胀气就会逐渐消失了。

另外，一个家喻户晓瘦小腹的方法就是仰卧起坐，连明星们都靠这个来维持平坦腹部。我们不用那么疯狂做上百个，每天做50个就很有效了，更关键的是工作、购物、公车上……时时刻刻都要让腹部保持"紧张"，这样不需花大力气，就能见效。除了仰卧起坐外，还有两个动作也能平腹。先介绍收腹动作：躺在地上伸直双腿，然后提升、放回，不要接触地面。每天保持3~4次，重复做15遍。转身动作具体做法是：左脚站立不动，提起右脚，双手握着，用力扭转身体，直到左手肘碰着右膝，左右交替进行20次。

每一场减肥运动都是从减掉腰腹部赘肉开始的，性感腹部是美丽的需要，更是健康的需要。俗话说，"胖人先胖肚"，小肚子，可能正是疾病的隐患。不放纵自己的小腹，持之以恒地进行腹部练习，保持良好的饮食习惯，对你的健康性感形象大有裨益。

神奇的清早柠檬水

当圆嘟嘟的宋慧乔转变形象，在屏幕上展现出纤细身姿时，人们纷纷打听是什么灵丹妙药令她消灭了小肚子——答案就是坚持在清晨空腹喝一杯柠檬水。它能非常有效地帮助肠道蠕动，促进毒素排出，最适用于因便秘形成小肚子的美女。这种饮料制作非常简单，300毫升温热白开水，切两三片新鲜带皮柠檬泡入，静置一会儿就可饮用。请注意，胃酸过多或胃溃疡的人必须在饭后饮用，且不宜饮用过多。

泡澡亦平腹

我们都知道泡澡可以缓解压力，帮助肌肤毛孔畅通，并能有效排出体内废物，加速脂肪燃烧。殊不知在泡澡时加上几个小动作，还可以迅速瘦小腹。把身体泡在38~40摄氏度的热水中，水线约到胸部为宜。背靠浴缸，用力缩小腹，脚板顶着浴缸前方，大约维持1分钟。随后挺胸屈膝坐着，上半身往左慢慢扭转，再换向右，反复4次。只要每周泡澡时都做一遍，很快就能发现小腹变得紧实起来。

吃出平坦小腹来

饮食上要注意多吃杏仁、鸡蛋以及豆制品。杏仁中含有的矿物质镁是身体产生能量、塑造肌肉组织和维持血糖的必需品。不过杏仁最神奇的功能是它可以阻止身体对热量的吸收。杏仁细胞壁的成分可以降低人体对脂肪的吸收，因此，在胃要消化杏仁之前，它已经把你变瘦了。如果我们想拥有平坦小腹，每天可吃十几粒杏仁。

另外，鸡蛋、豆制品也是平腹的佳品。鸡蛋所含的蛋白质和脂肪会让人有过饱的假象，所以经常吃鸡蛋的女性，一整天会较少感到饥饿。大豆富含抗氧化物、膳食纤维及蛋白质，大豆吃法多样，可以作为零食或者做菜、煲汤。豆制品的种类很多，如豆腐和豆浆，都是健康美味又减肥的食物。

瑜伽攻略之最佳体式
虎式加强平衡式变体

最佳练习时间	上午10点
最佳练习次数	2次
方便系数	★★★★
呼吸方式	腹式呼吸

能同时锻炼腰腹部肌肉的瑜伽体式很多，虎式加强平衡式变体是最有效的一种。它能按摩腹部器官，有效地刺激腹部神经和穴位，最大限度地拉张腹内斜肌和腹外斜肌，从而消除腹部深层脂肪，让"游泳圈"消失不见。同时这个体式还能让你的臀型变美哦。

导师提示

均匀地呼吸，保持双肩放松，不要耸肩。练习过程中髋部不要向外翻转，尽量与地面平行。

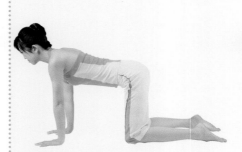

1 跪立，双手分开与肩同宽，手臂与大腿垂直于地面，成四脚板凳状跪立在地上。

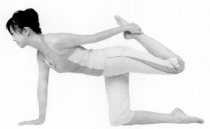

2 吸气，抬头、塌腰、提臀的同时左腿向后蹬出，髋部保持与地面平行，左手向后握住左脚背，呼气，肩膀放松。

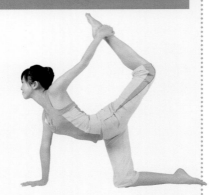

3 吸气，抬头，左腿尽量抬高，左手也随之向上提起。呼气，松开左腿，换另一条腿练习。

瑜伽攻略之最佳体式
鸽子式

最佳练习时间	午后2点
最佳练习次数	2次
方便系数	★★★★★
呼吸方式	腹式呼吸

拥有平坦的小腹是白领丽人的梦想，可是一坐就不起的工作状态及坐姿的不正确，让小腹堆满了厚厚的脂肪。这个体式通过手臂向后拉，让身体坐直，可以收紧腹部，紧实腹部肌肉；同时挤压并按摩了腹部内脏，可活化胰腺的功能，促进胰腺分泌出消化脂肪的胰液，从而消除在腹部"逗留"的多余脂肪。

导师提示

鸽子式是个比较难的动作，刚开始练习这个体式的人如果无法让两手相拉的话，可用瑜伽绳或毛巾辅助练习。右胯前侧贴向地面，有助于更好地灵活胯关节以及后腰。

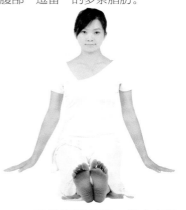

1 双腿双脚并拢，坐立在地上，腰背挺直，双手扶于身体两侧。

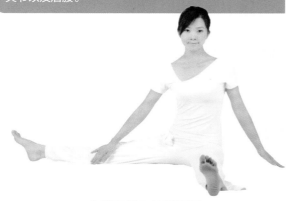

2 右腿自然向外侧打开呈90度角。

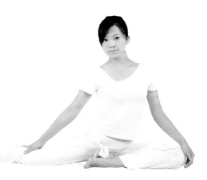

3 屈左腿，左脚脚后跟收至会阴处，双手扶双腿上。

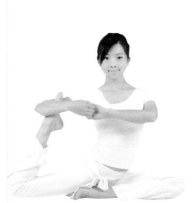

4 右手抓右脚，把右脚尖靠近腰间。吸气，伸出右臂用右肘弯套住右脚。

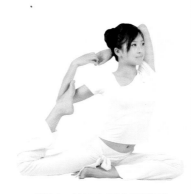

5 呼气，伸出左手绕至脑后，左右手相扣，眼睛看向前方。然后还原，做另一侧的练习。

十八 | 圆翘臀型，成就凹凸有致的曲线

圆翘的臀诉说了与地心引力抗争的可能，它给女人的性感增色。女人都渴望拥有下半身的完美曲线，夏季来临，橱窗里美丽花裙向我们招手，诱惑，也是挑战，身材修炼，刻不容缓！在单薄衣衫包裹下若隐若现的玲珑曼妙惹火身材是终极目标。臀部是决定S曲线的关键，可天生的臀型不够完美怎么办？而且不良的生活习惯以及缺乏运动的慵懒主义，早已经把我们差强人意的身段破坏得更加彻底。这里教授你必胜妙招，让你拥有一个骄傲的臀部，不再顾"臀"自怜！

完美的臀型应该是，臀部最凸出的地方应刚好位于身体的中心位置，其大小应与上半身的比例协调，看起来轻盈、微微上翘。从侧面看臀部曲线应浑圆，如此情形下臀部及腹股沟间的线条才会看上去很美。如果侧面线条不浑圆，而且下垂，就得赶紧想办法矫正。

臀部不美观一般有扁平型、下垂型和脂肪型。扁平型臀部，腰臀曲线平直，必须通过食谱、锻炼来塑造具有厚度的翘臀；下垂型臀部多是肥胖者，必须通过有氧舞蹈、普拉提、按摩来矫形；脂肪型臀部的脂肪较多，要采取有氧运动和瑜伽来改善，同时锻炼臀部扩散的肌肉也很重要。

这些不良的臀型除了先天不完美之外，不良的生活方式才是元凶。第一，不合理的饮食，若摄取了太多的动物性脂肪，就容易在下半身囤积，造成臀部下垂。第二，长时间站立使血液不易回流，造成臀部供氧不足，也会引起臀部下垂。第三，久坐不运动或者没有正确的坐姿也是造成臀型不美观的原因之一。

找出了臀型不完美的种类和原因，我们才能更好地针对不同的情况对症下药，让你拥有完美翘臀。

女人的臀型就像钻石的切割一样重要，作为完整S形线条的收尾部位，娇翘的曲线总会让时装大师们如痴如醉。美国的美臀风潮源自珍妮佛·洛佩兹的完美曲线，"她的曲线让全球的女明星们都有了危机感"。全世界的女人都开始"提臀塑形"了，打造女性最具吸引力的优美腰臀弧线，你不可以掉队！

美臀肌肤基本方案

珍妮佛穿性感的丁字裤时，露出的臀部肌肤都细嫩无比，闪着健康的光泽——这也正是在向所有女性宣告：女人内外兼备的美丽，是要连身体的任何一寸肌肤都不能疏漏的。

透气性差的裤子会让臀部肌肤难以"呼吸"，长期久坐则让臀部在摩擦中加剧角质化，引起色素沉淀，黯淡无光的"黑臀"随之产生。沐浴后使用一些保湿乳液和果酸美白产品能为干燥的皮肤补充水分，去除老化角质，加速新细胞的生长。

臀部肌肤的老化速度在全身所有肌肤里堪称是最快的，松弛无弹性会引发臀型松垮，肌肤粗糙褶皱多。洗澡时先用冷水冲一下臀部，让皮肤的毛孔收缩。然后涂上橄榄油，按摩5分钟，用水冲掉，可以活肤去皱，不久你会发现臀部肌肤变得紧致又光滑。

日常美臀法

如果是因为后天原因，造成臀部不完美，只要在

日常生活中留心一些小动作，就可以摆脱梨形身段，重新找回美妙弧线。

夹臀运动： 不管何时何地，站立时稍微分开双腿，两脚成外八字，用力夹起臀部，坚持一段时间再放松，然后再夹紧。只要坚持这个动作，你的臀部才会越来越翘，越来越饱满。

洗碗运动： 每天利用枯燥的5分钟洗碗时间来锻炼后腰和臀部肌肉，很快美丽的腰臀线条就会显现。首先两手放在厨房水槽边支撑身体，上半身微微前倾。然后向斜后方45度伸直并抬起右腿，在空中保持2秒再慢慢恢复原始姿势。换左腿重复同样的动作。最后右腿伸直，慢慢向右侧45度抬起，在空中静止2秒后再放下。

高跟鞋步行法： 高跟鞋是女人必不可少的至爱宝物，不过它的功能绝不仅仅只是让女性的身形看起来更高挑而已，有研究证明，高跟鞋在提臀热潮中扮演着至关重要的角色。每天30分钟穿高跟鞋行走，让女性在行走的时候不自觉地收紧臀部，达到向上牵引塑出翘臀线条的目的。

瑜伽攻略之最佳体式
半蝗虫式

最佳练习时间	上午9点
最佳练习次数	2次
方便系数	★★★★★
呼吸方式	腹式呼吸

臀型的圆翘是拥有魔鬼身材的关键。这个体式中踢腿的姿势带来的爆发力让臀部紧致，有助于改变肌肉松弛现象，而且能使下垂的臀部提升；同时充分锻炼臀大肌，有效地刺激臀后脂肪，促进脂肪的分解和燃烧，对预防臀部肥大有很好的效果哦。

导师提示

上举的腿部要尽量向上和向外伸出，从而拉伸腰部，另外一条腿要尽量收紧肌肉，以达到更好的效果。此外，当一条腿抬高时，要保持另一条腿不离开地面。

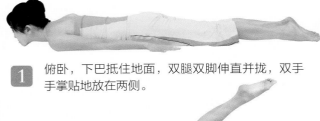

1 俯卧，下巴抵住地面，双腿双脚伸直并拢，双手手掌贴地放在两侧。

2 双手握拳，深深吸气。

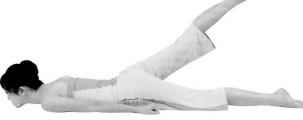

3 双拳向下按，尽量把右腿抬高，左腿用力向下抵地，以便使右腿抬得更高。

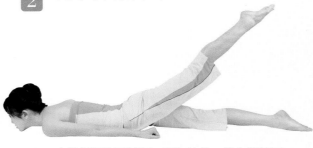

4 右腿轻轻放回地面，呼气放松，换左腿练习。

臀部美形还需膳食均衡

如果臀部宽大下垂，那么整个身体的重心就会下移，人也显得臃肿而没有精神。过多动物性脂肪的摄入，正是这种"冬瓜臀"出现的原因！要使臀部呈现极具诱惑的"苹果形"，必须摄入适当比例的植物蛋白，如大豆蛋白。还有，富含丰富维生素并能使用身体温暖的食物，如南瓜、甘薯、芋头等，也可以加速脂肪的消化和代谢，从而创造纤瘦修长的下半身。另外，多吃豆腐可保持臀部圆翘，鱼肉可以紧致肌肤，常吃可以提臀哦。

擎天式

最佳练习时间	**午后2点**
最佳练习次数	**2次**
方便系数	★ ★ ★ ★ ★
呼吸方式	**腹式呼吸**

臀部缺乏运动，很容易就松弛下垂，通过有效的锻炼可以令臀部下垂得到改善，从而塑造出流畅的臀部曲线。擎天式通过踮起脚尖，拉伸整个身体，能够收缩臀小肌与股方肌，锻炼并按摩到臀部，将臀部提拉起来，从而美化臀型。还可以缓解椎间盘突出带来的疼痛感。

导师提示

踮起脚尖时，注意保持身体的平稳。身体重心的支撑点在双脚掌上。

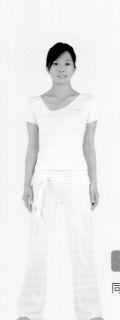

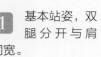 **1** 基本站姿，双腿分开与肩同宽。

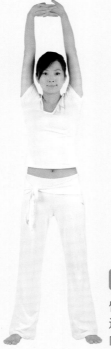 **2** 十指于胸前交叉，吸气，双臂向上伸展，高举过头顶，翻转掌心向上。

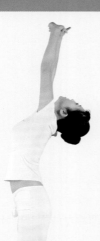 **3** 脚尖踮起，腰往前倾，头往后仰，眼睛看向上方，呼气，放松，还原为基本站姿。

十九 | 3D美腿，性感闪现健康光泽

打造有生命力的美腿，关键是营造弹性和跃动感。紧致而充满肌肉的腿部线条，展现出精纯的芭蕾气质，能静若处子，又能动若脱兔，具有3D立体效果的双腿才是我们的向往。大腿不够圆润，膝盖粗糙发黑，小腿不够修长结实，脚踝不够纤细。实际上，这并非是挑剔。大美人吴佩慈说，拥有一双迷人的双腿有三个要求：一是膝盖没有赘肉，二是脚踝要纤细紧致，三是小腿肚高。最理想的腿当然是要长，大小腿比例正好，这个是靠先天条件。如果先天不够长，我们也可以后天努力。

迷人双腿的首要条件就是，赶跑膝盖处赘肉，让该处肌肤光滑紧实。如果这里有多余的脂肪，会使腿显得又短又粗，所以一定要让此处紧实起来。其次是脚踝纤细不粗大，有收紧感。无论大腿和腿肚部位如何细长，如果脚踝处没有突然收紧细下去，腿部就仍然缺乏线条美。第三，就是让小腿修长。如果小腿肚最粗处位置较高，就会使腿显得修长纤细，腿形看上去优美匀称，粗细适中，无须增减，是最理想的腿形。所以我们要想办法提升腿肚的位置，即先让小腿变瘦，同时注意放松小腿肚处的肌肉，避免硬化。

有些人膝盖处脂肪堆积，主要是长期使腿处于不良姿态，导致脂肪堆积而形成视觉上的大骨节，可以多做压腿、抬腿的运动。脚踝过粗是由于饮食中盐分、油分过高，体内循环欠佳，导致毒素堆积引起腿部浮肿，再加上长期缺乏运动，脚踝处就容易产生脂肪堆积，形成"象腿"。这种情况可多做能活动到脚踝的运动，以加速腿部体液循环和代谢，如瑜伽里的一些腿部柔韧动作就具有此功能。另外，每晚临睡前用热水泡脚，并用手揉按脚踝，左右旋转踝关节，可以加速血液循环和新陈代谢，防止浮肿。

让小腿肚变高的方法可以做芭蕾、普拉提、瑜伽等运动。这些运动不但有助于美化小腿线条，还有利于保持身材。也可以选择去美容院做专业美腿护理，美容师通过使用按摩油、按摩手法及仪器刺激小腿血液循环，加速脂肪分解，能有效改善小腿浮肿及腿肚处肌肉硬化的症状。

像芦柴棒一样营养不良的小细腿，已经out了。名模因暴瘦香消玉殒的事件告诫了不健康美腿方案的实施者，那种缺乏生命力的美终将是"短命"的。随着迷你下装的大热，像安吉丽娜·茱莉那样既有骨感又有肉感的腿形，才能散发出迷人的活力。

消除"人面膝"，来做"静态操"

膝盖周围下垂的赘肉好像一张老去的脸，最容易让人看上去有"迟暮"之感。富有朝气的膝盖一定要光洁而有骨感。武术和体操常见的前压腿和侧压腿，很容易锻炼膝盖周围的肌肉。注意，压腿时身体不要扭动，上身保持挺直，完全把注意力放在膝盖周围。

消除脂肪团的淋巴按摩

光洁腿部最大的敌人，就是造成肌肤表面"坑坑洼洼"的脂肪团，它让你的腿变成干酪房子，其实它是

由老化废物堆积形成的。在双腿上涂抹击退脂肪团的纤体乳液，用淋巴按摩的手法将其揉开。先用大拇指和其他四根手指夹住赘肉，从脚踝部到大腿部一面夹揉一面移动。用双手有意识地由脚踝向大腿根部揉动，并用食指、中指、无名指按压大腿根处的淋巴部位。

瘦腿小诀窍

锻炼大腿肌肉的最佳运动是步行、骑自行车、游泳、越野滑雪、爬楼梯等。游泳是能够锻炼全身肌肉的运动。如果想在游泳池中锻炼双腿，可在浅水的一端跑步，或穿着救生衣在深水的一端做跑步动作。水的阻力会使双腿活动比较费力，却不会像在地面上跑步那样承受较大的震荡，因此是减去大腿和臀部脂肪的好方法。

另外一个懒人方法就是粗盐美腿。每天洗澡前，取一杯份的粗盐加上少许的热水拌成糊状，把它涂在腿上想要瘦的部位，并适当做些按摩，大约10分钟后，再用热水把粗盐冲洗掉，然后开始洗澡。粗盐本身具有发汗致热的特点，使用后可以帮助人体排出体内多余的水分及积聚的毒素，加速脂肪消耗分解。只要天天坚持，一般一到两个星期内就会见效。

瑜伽攻略之最佳体式
半舰式

最佳练习时间	上午10点
最佳练习次数	2次
方便系数	★★★
呼吸方式	腹式呼吸

美腿不是细就可以，腿形不完美，怎敢穿着迷你裙上街？而长久的不运动，双腿浮肿更称不上美。这个体式能绷直双腿，调动腿部肌肉的活力，锻炼大腿外侧肌肉，有助于腿部肌肉变得紧致结实；另外这个体式对先天不完美的O形腿、X形腿有矫正作用哦，同时能消除腿部肿胀，令脚踝纤细、小腿修长。

导师提示

双膝不要弯曲，全身重量应靠臀部来平衡，背部任何部分绝不触及地面。脚趾的顶尖与头的顶端同一高度，两腿应与地面呈30~40度角。身体支撑点在臀部两点，保持腰腹部肌肉收紧用力。

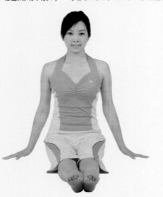

1 坐立，双腿向前伸直并拢，双手掌心向下放在身体两侧的地上。

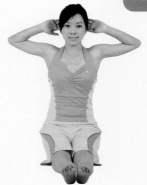

2 吸气，十指相交，置于头后，手臂往后拉，与后背平行。

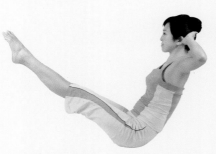

3 呼气，身体微微向后倾，双脚离开地面，脚尖绷直。放松，还原。

良好生活细节造就美腿

对在办公室一坐就一整天的职场女性们来说，腿部血液循环不畅通，脂肪堆积、浮肿自然难以避免，我有一些瘦腿秘诀能让你快速告别大象腿。

经常抬腿：长时间保持一个姿势不动，对美腿的杀伤力很大。抬腿能帮助腿部血液的回流，使腿部肌肉放松，有让水分、废物不堆积在腿部的功效。

标准坐姿：标准坐姿是"与椅子的形状一样"。背脊与椅子的靠背吻合，背部肌肉自然放松，身体和大腿、大腿和膝盖下的小腿成直角。两腿合并，双手在身前或身两侧摆放即可，跷二郎腿或交叉腿都有碍血液循环的进行，最好避免。

鞋跟别超过4厘米：女人对高跟鞋的狂热不减，可是，穿高跟鞋可造成腿部肌肉、韧带长期处于紧张收缩状态，不利于腿部血液循环。所以，我们对它的态度应该是——拿得起，放得下。即使是穿高跟鞋，跟高也不宜超过4厘米，这样才能保证年过50还能穿露趾凉鞋，绝对不出现膝盖打弯的走姿。

平衡组合

最佳练习时间	上午9~10点
最佳练习次数	2次
方便系数	★★★★★
呼吸方式	腹式呼吸

腿部不仅需要美观，也需要一定的力量训练。这个体式能有效地燃烧大腿内侧深层脂肪，锻炼并加强膝盖、脚踝的韧性和力量；还能改善腿部血液循环，使腿部肌肉更加强健和匀称，并能增加腿部的肌肉弹性哦。

导师提示

身体切忌左右摇摆，重心转移到左腿上。初学者如果不能尽快找到平衡点，可靠着墙壁或者柱子练习。为了加长坚持时间，可以把注意力集中在前方一点。

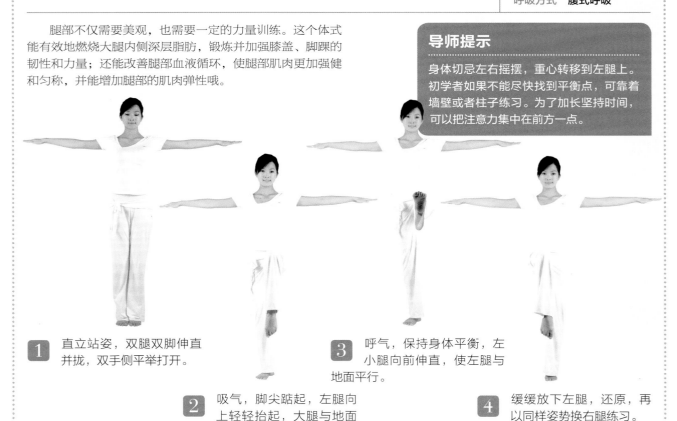

1 直立站姿，双腿双脚伸直并拢，双手侧平举打开。

2 吸气，脚尖踮起，左腿向上轻轻抬起，大腿与地面平行，小腿垂直于地面。

3 呼气，保持身体平衡，左小腿向前伸直，使左腿与地面平行。

4 缓缓放下左腿，还原，再以同样姿势换右腿练习。

二十 | 爱自己，始于足下

还记得《西西里的美丽传说》中莫妮卡·贝鲁奇用爱抚情人般的温柔把丝袜从脚尖轻轻滑过的场景吗？正是这一幕，让几个情窦初开的少年从此神魂颠倒而萌发出对女性最原始的渴望。在夏季风情万种的沙滩上，美女们不要只关注面子功夫，完美的女人可是一定要拥有一双纤纤玉足的哦。

你总说，爱别人不如爱自己，拼命给自己买名牌手袋，住好的房子，开好的车子，能对自己多好，就做多好。可是看看你的脚，你就知道自己是否真正爱自己。亲爱的，不要再抱怨自己没时间，不要再说"女人又要和男人一块抢钱，又要和女人一起抢男人，哪有时间像对待情人一般对待自己的脚"这样的废话了，抽出生活中的一点点时间，你便可以换回令人羡慕的公主般双脚。

性感的双脚一定要有纤细的脚踝。可以通过左右旋转的练习让它"减肥"。在任何时间都可以，每次左右各10次，左右脚交替进行。脚趾边缘暗沉的一圈黑边很影响美观，那是因为角质堆积造成的，所以脚趾也要及时去角质。

对于刚开始护脚的女性，刨刀能够快速地磨去死皮，节省时间和力气。但一定要先用热水泡脚，然后再磨，磨完之后涂厚厚的保养霜，穿上厚棉袜。磨脚应每周一次，而涂霜和穿袜子则是每天都必须做。只要坚持下去，双脚就会越来越嫩，越来越光滑，一点瑕疵都不会有。

一双美足不仅仅只是肌肤的柔嫩细滑，更重要的是脚面要光洁，脚踝要纤细，脚底要细腻，没有小脚垫，脚后跟没有粗糙起皮，脚趾甲也要修剪得漂亮。而且脚部健康没有炎症，没有脚气或汗脚。在夏季一直光脚穿着凉鞋，日晒雨淋或者长时间走路，都有可能让双足晒黑、发烫、肿胀。这时，我们就一定要拿出耐心来，好好养护哦。

双脚的日常护理法

平时要注意给脚部做去角质和护理的工作。先用加入清洁剂的热水浸泡双脚，让趾甲和死皮都变得柔软，这样修剪起来会更容易。泡脚按摩后，用去死皮刀把趾部已经软化的死皮慢慢推掉。注意动作要轻，避免用力过大，伤害到趾甲旁边的皮肤。使用足部脚擦等工具清洁各脚趾缝，然后用浮石去掉多余的死皮、脚垫，光洁的足部才能彻底吸收养护成分。

泡脚的时候，一定也不能忽视脚踝部位，多加点热水，让水面浸过脚踝，可以充分清洁脚踝部位。总之，一双光彩夺目的玉足，抢眼程度也有纤细脚踝的一半功劳呢！

让足部吃滋润大餐

脚很知恩图报，即使现在是粗树皮，也能用短短两天让它重新细滑。先将牛奶煮热，滴一些醋，泡上20分钟。牛奶可以补充脚部的水分和营养，醋能让角质层软化脱掉。然后，将脚涂满蜂蜜，用保鲜膜裹住双脚。你可以随心所欲地做家务，或者看电视，一个小时后，撕开保鲜膜，用清水洗净。有脚霜的就涂些脚霜，没有脚霜，用手霜代替即可。

给足部化个靓妆

有时候，一些重要场合需要我们全身上下都无懈可击。如果你的脚还不够让人满意，你可以给双脚化个妆，让它很快就"改头换面"。用那些压箱底的粉底液来遮盖掉被晒花的痕迹，再用高光粉沿着脚背弓起的位置扫一遍，可以让双脚看起来更纤细哦。

瑜伽攻略之最佳体式
榻式

最佳练习时间	午后2点
最佳练习次数	1次
方便系数	★★★
呼吸方式	腹式呼吸

脚部远离心脏，分布于脚底的血管经常处于压迫状态，因此，脚是人体血液循环最差的器官。榻式在英雄式坐姿的基础上，增加脚掌弧度，从而保护足底血管，使神经免受压迫，促进足部的血液循环；同时还能使两踝的肌肉得到锻炼，让我们免受"扭伤脚踝之痛"。

导师提示

榻式不能在就餐之后练习，另外无法完成鱼式的人可以通过练习榻式获得相同的功效。膝部受过创伤或关节有严重疾病者不宜做此动作。

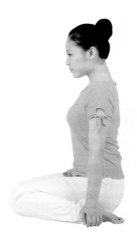

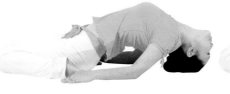

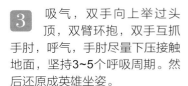

1 双膝并拢跪地，双腿和脚背完全贴地，双脚分开与臀部同宽，臀部坐于两腿之间的地面上，脚跟夹紧臀部，挺直腰背。双手扶双脚，吸气。

2 呼气，上身向后仰时用双肘支撑上半身，将头顶百会穴接触地面，颈部、胸部向上拱起，整个背部离开地面。

3 吸气，双手向上举过头顶，双臂环抱，双手互抓手肘，呼气，手肘尽量下压接触地面，坚持3~5个呼吸周期。然后还原成英雄坐姿。

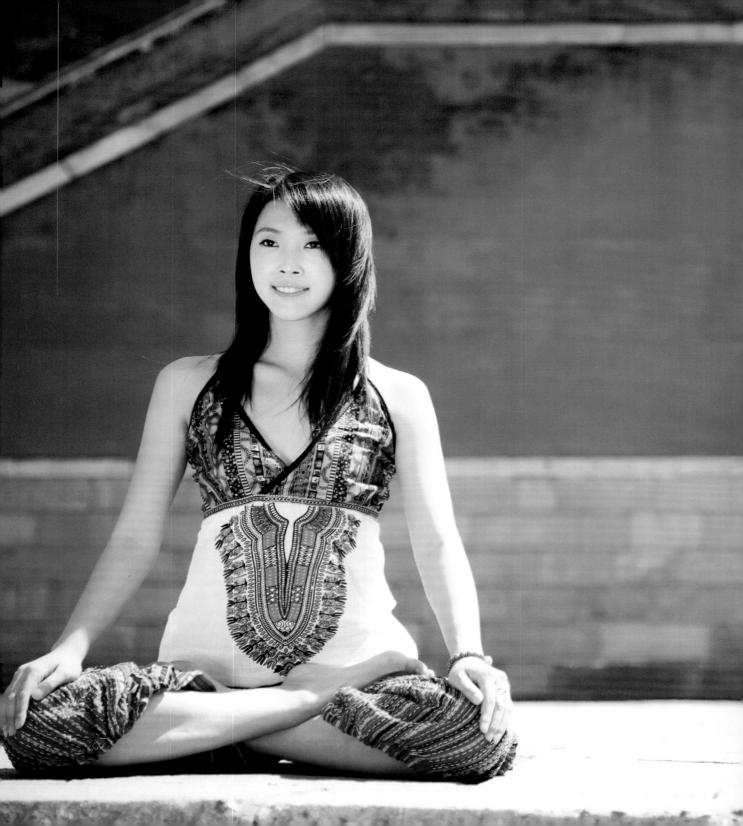

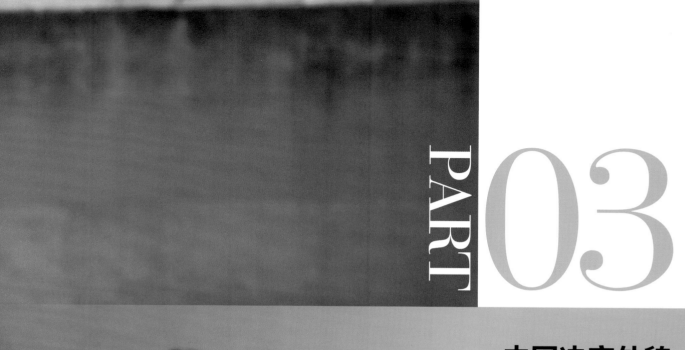

PART 03

内因决定外貌
五脏六腑的调养

一 | 内脏与身体外貌互为因果

肤色有些发暗、脸上痘痘不断、近一两年多了些斑点……这可不是我们皮肤惹的祸。皮肤是身体内在环境的外部表现，问题出在内，而表达于外。五脏六腑是否正常工作，能否通过经络，使气血运行散布到体表滋养皮肤，这才是关键。因此，对于外在的容颜，它需要的不是脂粉的遮盖，而是健康的滋润。

中医认为，我们的身体是一个有机的整体，皮肤、五官、头发、身材等都是一个整体，外表的好坏直接反映出内脏的健康状况，而通过调动内在的气血，可以延缓皮肤衰老，治愈皮肤损伤，塑造出我们无瑕的容颜。

中医重视脏腑、气血在美容中的作用，五脏通过经络，使气血散布到体表来滋养皮肤，从而让我们面色红润、皮肤润泽、头发浓密乌黑。经络的通畅、气血的充盈和心情又有很大的关系，经常保持愉悦的心情，心态平和，气血才能顺畅地到达皮肤和肌肉。

心主血脉，也就是说心脏能推动血液在脉管中运行。心气旺盛，血脉通畅，脸上就会红润有光泽；心气不足，皮肤得不到滋养，就会面色发白，好像蒙了一层灰。

肺主皮毛，司呼吸。肺通过宣发作用，将气血和津液输送到皮肤、毛发，起滋润营养的作用。肺气若充足，皮肤、头发就能得到滋养而润泽水嫩，如果肺的功能失调，皮肤就会干燥起皮，看起来很憔悴。

脾开窍于口，它与美容的关系主要体现在生化、运行、统摄气血津液方面。只有脾胃功能正常，才能将水谷化成精微，为面部肌肤提供营养。脾胃好，嘴唇红润，身体强健；脾胃失调，唇色会淡白无华，面色发黄。

肝开窍于目，其华在爪。肝能调畅人体气机，贮藏血液，调节血量。肝所藏的血，是皮肤的养分之源，若肝血不足，脸上容易长斑，面色暗黄，指甲也容易枯槁变形，双眼干涩无神等。

肾主藏精，头发依赖精血的滋养，头发的生长和脱落、润泽和枯槁、茂盛和稀疏、乌黑和枯白等，都与肾有关。肾精充足，则头发茂盛乌黑，肾精亏虚，则头发枯槁、稀疏、枯白和脱落。同时，肾又主水，人体代谢的水液因肾得以排出，如果肾不好，身体会发生水肿。

一个人的外貌、仪表和五脏功能之间有着必然的联系。人的一生，皮肤从柔嫩、细腻、滋润、富有弹性，逐步变成粗糙、枯黄、皱纹、松弛，主要是五脏功能渐渐老化的结果。所以，想保持容颜美和身材美，就必须保持五脏功能正常。

二 | 养心
——让平和心境滋养你的容颜

我们买了一件华丽的衣裳，再昂贵也得正确保养，才能美丽得持久。美貌同样如此，如果自恃天生丽质，不保养不爱护，很快就会红消香断，玉损花折。貌由心生，人的相貌除了先天的遗传，更重要的是后天的修行。表情是心的折射，经常出现的表情会影响一个人的容颜，所以，养颜必先养心。心平气和的女人从容优雅，才称得上美丽，而一个脾气暴躁、气急败坏的女人总与优雅扯不上关系，也就同样不美丽。

中医认为，面色潮红，气色不佳，是血液循环不好造成的。一个人面色是否润泽，反映的是气血是否充盈。心主血，心血充盈了，脸色就会红润而有光泽。血液循环不畅不仅不利于养生，更让你无法拥有动人气色。所以，养心能让女人容颜润泽如蜜。

养心就要安神，让心情宁静平和，让急躁的情绪安静下来，否则心神烦乱，脸色自然不堪。如果你实在觉得很难让心情宁静，可以试试"呵"字养颜法：轻轻闭上眼睛，让自己心平气和，然后轻声口念"呵"字，就是这么个简单的小动作，不一会儿就能让你的情绪安宁下来。

最简单的养心方法就是敲打和按摩心经。将右手举起，左手握拳，由左至右敲打右边腋下（心经），做完一边别忘了换另一边哦。中医认为，白色食物润肺，黄色食物益脾，红色食物补心，青色食物补肝，黑色食物补肾。所以，女人要养心，就要多吃红色食物。通常这种颜色给人的感觉就是温、热，它们对应的是同为红色的血液及负责血液循环的心脏。气血不

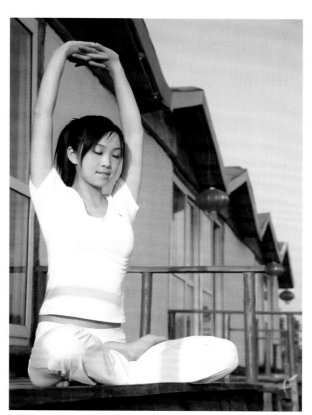

▲ 黄昏时的练习，我喜欢以安静的打坐和冥想为主。内心静好的女人，姿容自然会呈现出端庄静美。

佳、四肢冰冷的虚寒体质者要多吃一些。

"如果我们走得太快，要停一停，等待灵魂跟上来。"据说这是印第安人的一句名言。女人更要给灵魂一个修禅打坐的时间，比如多看看书。俗话说，腹

有诗书气自华。做做瑜伽，抚慰一下自己的心灵，或者找一个独处的时间，喝喝咖啡，品品茶……

学习中的女人最美丽

养心，首先要不断学习。当我们在学习的时候，心境是单纯的，神态是认真好奇的，对世界的好奇会让我们的身心更年轻。读书是女人最好的美容剂，一个没有书卷气的女人也许"漂亮"，但决不会美丽。书对女人来说，在于心灵，在于气质，在于神韵。读书的女人，心有一盏明灯，才能守得住心灵这个宁静的港湾。

女人也要爱音乐，有人说过"音乐是女人的公开情人"。当你忧郁、彷徨时，音乐能带给你精神的慰藉，洗涤你心灵上的尘埃。经常欣赏艺术，让高雅艺术陶冶性情，净化心灵，你的举手投足之间自然会有一种文化与艺术的气韵。

保持良好心态，常常微笑

养心，还要保持良好的心态，不嫉妒，不自夸，不抱怨。当你在嫉妒、诽谤、埋怨、挖苦别人时，你的心境绝不会是明朗的，表情也会跟着丑陋起来。倘若你因这些情绪大动肝火、生气怒骂，你的脸上甚至会因愤怒、怨怼等负面情绪而爬上痘痘！所以，受助不能忘，施恩不图报。请保持良好心态，时常微笑！

美国著名影星奥黛丽·赫本，我们都曾目睹她在《罗马假日》里的年轻芳姿，可是你们见过她60岁时的姿容吗？端庄、亲善，美得像画里的圣母。因为她几十年来一直保持阅读的习惯，一直接受高雅艺术的熏陶，一直向慈善机构捐款，一直向困难的人们伸出援助的手！

快乐地迎接每一个早晨吧，友善地向周围的亲人、同事、朋友们报以灿烂的微笑，无论遇到多大的误解和不公，只要保持心中的高贵，那么，即使我们满头白发，一脸皱纹，也依然美丽年轻！

宽容而淡泊的心境才养心

漫漫红尘中有太多的诱惑，一个人要以清醒的心智和从容的步履走过岁月并不是那么容易的事儿。特别是女人，如果欲望太多，要求也会随之增多，不要让自己成为物质的奴隶，不要受太多事物的诱感，要有平静的心态，要努力地工作。只要怀有淡泊的心境和一生一世永不放弃的追求，定能获得生活馈赠的那份快乐。朋友说，我是个很懂得生活的女人，我并不置否。之所以如此，是因为我快乐、知足，所以我幸福。

女人的宽容，是一种修养，是千百次的忍耐而提升的人格魅力。但并不是纵容，宽容更多是爱，往往是男人最好的动力，它能让男人明白自己应尽的责任，只需一句感激的话语，或一个心有灵犀的眼神，女人若宽容，与之相处的家人，心绪也会变得平和，生活变得快乐。多些宽容吧，宽容的女人才是美丽的，而宽容的美丽才能经得起岁月沧桑的洗礼。

养心食物大放送

红枣：红枣能使血中含氧量增加，这样，供给心脏的氧气也会增加，促进新陈代谢，有利于心脏排毒。

樱桃：樱桃含铁量高，铁元素在促进血红蛋白再生、人体能量代谢等过程中，发挥重要作用。同时，还能提高人体免疫力。

葡萄柚：葡萄柚中含有钾，不含钠，是维护心血管的上佳水果。最适合在早餐时榨汁喝，可以促进人体在清晨的新陈代谢功能。

胡萝卜：是有效的解毒食品，可与血液中汞离子结合，降低其浓度，防止剧毒汞离子随血液进入心脏。还能清除导致人体衰老的自由基，缓解心慌胸闷症状。

瑜伽攻略之最佳体式
幻椅式

最佳练习时间	早上7点、午后2点、傍晚7点
最佳练习次数	2次
方便系数	★★★★★
呼吸方式	腹式呼吸

俗话说相由心生，女人要养颜就要先养心。这个体式能提升横膈膜，轻柔地按摩心脏。同时活动我们的手臂，按摩腹部器官，这对于养心大有裨益。手臂上有手少阴心经，伸展手臂的过程中，也就间接地增强了这条经络的功能。腹部对应手太阳小肠经，心经与小肠经互为表里，是一个整体，养小肠经也能护养我们的心脏。

导师提示

练习过程中弯曲双膝并让膝盖并拢，不要分开，尽量边呼气边让双肩向后打开，有助于对胸部的扩张，保持3个呼吸周期，练习2~3次,双膝尽量不要超过脚尖。

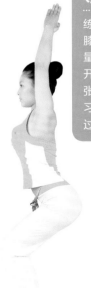

1 直立站姿，双脚并拢，腰背挺直。吸气，双臂高举过头顶，双手合十，大拇指相扣，双臂向上夹紧双耳，以打开双肩。

2 呼气，双膝下蹲，腰背部保持直立向上，垂直地面的同时，臀部下沉与地面保持平行，想象自己正坐在椅子上，然后吸气，身体慢慢站直；呼气，双手垂于体侧，还原至初始姿势。

三 | 养肝
——养好肝才能肤如凝脂

谁不想让自己的肌肤一直白嫩如昔？这是女人们的终极梦想。但是一旦走入婚姻，生活的琐碎，工作的压力，身为人妻的重任会让这个梦想渐行渐远。黄脸婆是怎样炼成的？经常心情郁闷，无处宣泄不良情绪，郁结之气变成斑点在脸上招摇，经常郁郁寡欢，闷气无处泄，脸色变黄，面无光泽，痘痘爬上脸。肝气郁结又直接影响脾胃功能，导致气血不能滋养面部，小美女就熬成黄脸婆了。

肝脏是我们体内的"化工厂"，有500种以上的化学反应在肝脏完成。肝脏是多功能的器官：要代谢糖、脂肪等营养物质，要分解体内的毒素，要储存能量，还要参与消化和免疫工作。所以肝脏最辛苦，我们劳累时累的就是它。

对肝脏的损伤大多属于"病从口入"，方便面、饼干、果冻、酒精、糖果、可乐、罐头、果脯、火腿肠、油炸食品、盐、酱油等含有色素、防腐剂的食品全部都是伤害肝脏的元凶。

美女们要养肝，首先就要控制自己的情绪，尽量心平气和，少动怒。怒伤肝，肝伤了，就更容易动怒。而且旺盛的肝火会损坏我们的胃、脾、肺、胆以及肝脏本身。肆无忌惮的情绪在身体里为非作歹，实在需要我们注意。如果肝火过分被压制，或者过分被疏泄，都会影响我们的健康，妇科炎症、乳房疾病就会不请自来。

肝脏的补养保健，关键就是泻火，通过按摩肝脏所在的部位，就能感受到心情的舒畅与放松。敲打胆经和肝经也是化解肝气的好方法，不需要费劲去找胆经，只要好好从脚底慢慢敲打到大腿根部，重点是外侧，如果感到酸酸的，就是胆经了。春天是属于肝脏的季节，大自然生机勃勃，我们要调整情绪，保持心情舒畅，经常散步晒太阳，来补养肝脏。

你月经量不正常，经常被痛经折磨得死去活来？就算带上眼镜，这个世界依然是朦胧模糊？你的脸色总是不好，好似洗脸洗不干净？你脾气不小，经常发怒或者闷闷不乐？这一切都显示了你的肝脏受到了损伤。这里，我为你送上几个偏方。

养肝不忘好睡眠

中医说"人卧则血归于肝"，当我们躺下来的时候，各个脏腑的血液都经过肝，肝解毒的工作就开始了。如果不想做黄脸婆，就一定要保证晚上11点之前睡觉，让五脏六腑的工作正常运行。也要注意，久视伤肝，要经常活动眼睛，舒展筋骨。你工作越多、熬夜越晚，肝脏负担越重，应该保证每晚11点至凌晨1点的肝脏休息，这是为肝脏减压的最好方式。

养肝不能贪杯

肝脏具有化解酒精和其他毒素的功能，是人体解毒的"掌门人"。天冷时，少量饮酒有利于通经活血。但平时生活中不能贪杯过量，因为肝脏代谢酒精的能力是有限的，多饮必伤肝。平时多喝水补充体液，增强血液循环，促进新陈代谢，有利于消化吸收

瑜伽攻略之最佳体式
双腿背部扭曲式

最佳练习时间	上午10点、午后2点
最佳练习次数	2次
方便系数	★★★★
呼吸方式	腹式呼吸

　　血藏于肝脏，肝脏功能不好，我们的脸色自然也好不到哪去。这个体式以坐姿为主，拉伸腿部韧带，促使腿部的胆经和肝经畅通，从而护养肝脏。腰部的扭转能够消除腰部赘肉，按摩腹部器官，也能顺便按摩肝脏。背部前屈的姿势，能滋养脊柱神经，缓解背部疲劳。

导师提示

向前弯腰时，双腿要伸直，臀部不可离地。

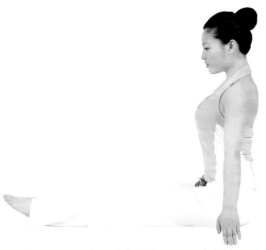

1 坐立，双腿向前伸直并拢，双手臂自然展开垂于体侧。

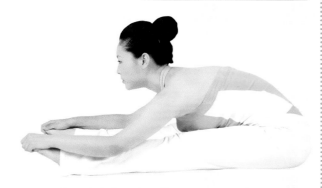

2 吸气，身体向前向下伸展，双手尽量抓住双脚，用腹部贴近大腿。

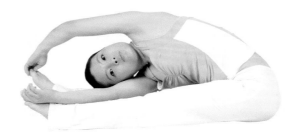

3 呼气，左手抓右脚，右手抓左脚，旋转上半身。

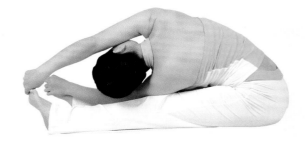

4 吸气，双臂带领身体回正，呼气，放松还原，做另一侧的练习。

和废物排出，减少代谢产物和毒素对肝脏的损害。

养肝重在饮食平衡

不要暴饮暴食，这种饥饱不匀的饮食习惯，会引起消化液分泌异常，导致肝脏功能的失调。所以，饮食要保持均衡。食物中的蛋白质、碳水化合物、脂肪、维生素、矿物质等要保持相应的比例；蛋白质帮助肝细胞再生，每天应该摄入150~200克，包括50克豆制品、50克鱼、50克鸡蛋和瘦肉；同时还要保持五味不偏；尽量少吃辛辣食品，多吃新鲜蔬菜、水果等。

养肝食物大放送

菠菜： 菠菜性甘凉，能养血润燥，清理人体的热毒，可以泻肝火。菠菜的根部含有一般蔬果缺乏的维生素K，可防止肝脏受到毒素侵害，帮助解毒。

芹菜： 芹菜清肝利水，所含的丰富膳食纤维能够过滤体内的废物，刺激身体排毒。还可调节体内水分平衡，轻松带走因毒素累积而导致的黯淡脸色。

苦瓜： 苦瓜中存在一种具有明显抗癌作用的活性蛋白质，从而能够激发体内免疫系统的防御功能，增加免疫细胞的活性，清除体内的有害物质。

瑜伽攻略之最佳体式
圣光调息

最佳练习时间	上午9点、傍晚7点
最佳练习次数	2次
方便系数	★ ★ ★ ★ ★
呼吸方式	腹式呼吸

肝脏受损伤的人，一般都会有郁结之气。调息法让你放松的同时，还能舒缓心情。它能让你的头脑变得更清晰，适合做静坐、冥想前的准备练习。它可以洁净鼻腔，能使肝脏的活动旺盛有力，使身体变得活力四射。

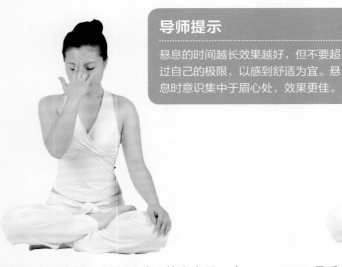

导师提示

悬息的时间越长效果越好，但不要超过自己的极限，以感到舒适为宜。悬息时意识集中于眉心处，效果更佳。

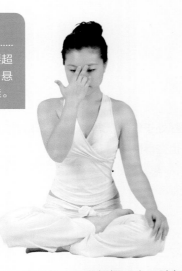

1 以舒适的坐姿坐好，闭上眼睛，伸出右手，食指、中指放于眉心处，大拇指、无名指分别放于鼻翼两侧。无名指盖住左鼻孔，右鼻孔进行慢吸快呼，做10~20次练习。

2 最后一次呼气，尽量缓慢呼出双肺部的大部分空气，关闭两侧鼻孔，在尽量长久的悬息后，恢复正常呼吸。完成一个回合后，做反方向练习。建议做2~5个回合。

四 | 养肺
——水灵女人的天机不外泄

每个女人都把自己的脸当作宝贝，但你知道怎样让皮肤更娇嫩吗？关键在于有个滋润的肺。

肺是管我们皮肤的，肺能将人体吸收的津液和水谷精微物质布散到全身，外达于皮毛，令皮肤看上去滋润、有光泽。肺气充沛，皮毛就会得到温养而润泽，体温适度并不受外邪侵袭。若肺气虚弱，则皮毛失养，汗孔失于调节而多汗或少汗，体温就会失常，容易得病。

敲打肺经是补肺最简单的方法：肺经在手臂的内侧面上，从靠近拇指那里开始，一直往上臂走，平时敲打的时候稍有酸痛感是正常的，这说明你敲对了地方，就持之以恒地敲打吧，它能还你一个清新的容颜。

干燥的秋季最容易伤肺，我们的手脚皮肤干燥，头发也会毛糙无光泽，严重的会脱发增多。另外，肺与大肠相表里，所以肺的干燥会影响到大肠，会出现便秘或者痔疮。还有，由于全身津液被燥气损耗，造成内部五脏都处于燥热状态，使得身体容易疲劳、情绪低落，人也变得懒散。

因此，秋季我们都要特别注意养气调神，千万不要忧郁悲伤，秋天悲伤就会损伤心气，心肺都伤了后，你怎么可能从头到脚都美丽呢？可以做做瑜伽的冥想，放松安静下来，让舒适感在身体内外涤荡。饮食方面要多吃滋阴润肺的食物，少吃辛辣、油炸、烧烤的食物。

秋高气爽的天气，我们的肌肤却往往遭受着换季之苦。暗黄、脱皮、干燥、过敏等肌肤问题层出不穷，怎样摆脱这种恼人状态？滋阴润肺是关键，只有润肺细无声，才能让你的肌肤安全度过换季期，轻松变美。

只有通畅，皮肤才美

这里所说的"通"有两方面含义。第一是要保持居室的通风，更换新鲜空气，这样有助于肺脏健康。每天早晚开窗通风一小时。有时间多去森林、山谷这些天然氧吧呼吸新鲜空气，相当于给肺脏换气。

第二就是指人体内部的通畅。秋天干燥，人体容易缺乏水分，尤其是女性，更容易便秘。便秘容易诱发或加重慢性支气管炎等肺部疾病，因此要多喝水，多吃蔬菜、水果和粗粮，多喝开水、汤、粥类，多吃清热生津、养阴润肺的食物，并多做腹部按摩。

笑容是最好的美容品

笑容是世界上最好的美容品，不管是微笑还是大笑，每次笑过后，都会使我们的身体得到一次某种意义上的净化。这不仅仅是一种情绪上的宣泄，也是促进器官健康的灵丹妙药。笑时胸肌伸展，胸廓扩张，肺活量增大，调节人体气机的升降，可以消除疲劳，驱除抑郁，解除胸闷，恢复体力。

运动也能养肺

运动对肺的影响是直接的，运动是提高肺活量、更换肺气的过程，但秋季人体生理活动处于"收"的时期，故此时运动量不宜太大，以防出汗过多，损耗阳气。可根据自身体质进行一些相对和缓的运动，如瑜伽、普拉提、太极拳、韵律操等。

也可用拍打、捶背的方式来养肺。如每晚临睡前，坐在椅子上，身躯直立，两膝自然分开，双手放在大腿上，头正目闭，全身放松，意守丹田，深深吸气，同时抬手用掌从两侧胸部由上至下轻拍，呼气时从下向上轻拍，持续约10分钟，最后用手背轻叩背部肺俞穴数十下。

远离烟害

90%肺病患者是烟草的受害者。烟草燃烧的烟雾中含有一氧化碳和焦油，对呼吸道有刺激和毒害作

瑜伽攻略之最佳体式
鸵鸟式

最佳练习时间	午后2点、傍晚7点
最佳练习次数	1次
方便系数	★ ★ ★ ★ ★
呼吸方式	腹式呼吸

肺部的好坏会直接影响到美女们的皮肤好坏哦。胸肌如果长期处于紧绷状态，不利于肺部的扩张。这个体式手臂向上伸展的同时，扩展了胸肌，有利于肺部的呼吸。而且站在手上的姿势，畅通了手臂上的肺经，能够增强肺脏和肝脏的活力。另外，还有助于增强腹部器官，增加消化液分泌。

导师提示

这个体式对椎间盘突出患者非常有益，但如果MM们存在椎间盘移位就不要把头部放入两膝之间。由于背部凹陷体位对于初学者来说很可能无法马上掌握，因此这个体式最好要在老师的指导下进行。

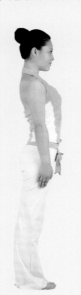

1 挺直站立，双臂放松，自然垂于体侧，双脚并拢。

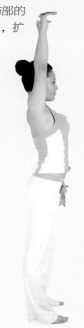

2 吸气，双臂向前向上高举过头顶。

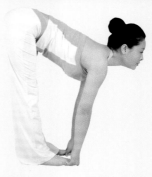

3 呼气，以髋部为折点向下弯腰，双手指关节放在双脚前脚掌下，然后吸气抬头，将肩膀下压，保持双腿挺直。

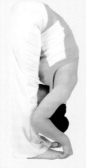

4 呼气，屈肘，上身自然下垂，保持1~2次呼吸时长，吸气，抬头，伸直手臂带动身体向上直立，呼气，还原手臂。

用，会削弱气道的净化作用，同时损坏气管壁及肺组织，破坏局部免疫系统，导致细小气管发炎。

养肺食物大放送

杏仁：杏仁不单单只是一种美味的坚果，它还有平喘、止咳、去痰、润肺的功能，其中所含的分解物氢氰酸具有生津止渴、润肺排毒的功效。

百合：性平味甘，具清热、润肺、止咳功能，能有效促进体内废物的排出，降低血浆胆固醇，促进消化功能，使排毒通畅。

白萝卜：性凉味辛，润肺清燥，具有利小便、消积食、化痰热等功效。此外，它含有丰富的维生素A、维生素C和特殊的木质素，有助于消除体内垃圾，抑制癌细胞增生。

梨：润肺、止咳、消痰、降火。若气候干燥，出现口渴、便秘、干咳，或因内热导致烦渴、咳喘，只需每天多吃几片梨就能得到一定程度的改善。

银耳：滋润而不腻滞，具有益气清肺、清热润燥的功效，富含天然特性胶质，加上其滋阴作用，能有效改善肺热、肺毒导致的两腮潮红现象，长期服用可润肤，祛斑。

瑜伽攻略之最佳体式
完全式调息

最佳练习时间	**早上6点、傍晚7点**
最佳练习次数	**3~5次**
方便系数	★ ★ ★ ★ ★
呼吸方式	**完全式呼吸**

完全式调息能够增加氧气的吸入量，使血液得到净化，强化肺部组织，促进胸腹腔呼吸循环，从而增强对感冒、支气管炎、哮喘等呼吸系统疾病的抵抗力。同时增强肺部器官组织的活力和耐力，还有助于缓解身心压力。

导师提示

不要闭气，以免大脑缺氧，发生头部眩晕，引起部分肌肉组织发麻、酸胀。高血压、低血糖等患者不适宜做此练习。

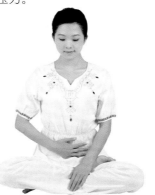

1 调整为腹式呼吸，使呼吸变得深、匀、缓、细、长。

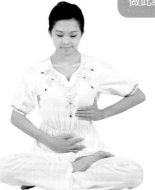

2 吸气，气体充满腹腔，腹部鼓起；腹腔吸满气体后，同样向上使胸腔充满气体，使胸腹部全部充满气体；此时腹部向内收紧，肩部可能会微微升起，说明气体充满肺部。

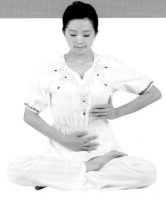

3 呼气，首先胸部放松呼出气体，全部呼出后，将腹部肌肉收紧，腹部气体完全呼出，结束一组练习。坚持练习3~5组。

五 | 养脾
——纤瘦身材的关键在健脾

对于每个想变美的女人来说，一定要重视脾，补养脾脏就是增添性感哦。脾脏统领血液，是我们美丽的源泉。脾功能虚弱，脸色就会发黄黯淡，肌肤粗糙，嘴唇不红润，脸上也会出现小瑕疵。只要调理好脾脏，不仅皮肤白里透红，身材也会更性感。

脾主运化，能消化吸收饮食中的营养物质，并能转输至全身。脾的运化功能包括运化水谷(各种食物)和运化水液两个方面。运化水谷就是说脾负责对食物中的营养物质进行消化、吸收，再运送到全身的器官组织，才能发挥食物的营养作用。运化水液是说脾对人体的水液有吸收、传输和布散的功能，也就是说脾还负责吸收水分，并运送到全身的器官组织，发挥濡养、滋润的作用。

脾不好就会影响人的消化，营养不良，气血津液不足，不能滋养肌肤，美丽就会大打折扣，而且水分不能及时排走，淤积在体内，整个人会变得臃肿起来。要想科学地控制体重，变成魔鬼身材，重点在于让全身的肉紧实起来，而不是没有一丁点脂肪。让我们变精致的方法就是补脾。只要每天花几分钟按摩脾经上的太白穴、三阴交穴和阳陵泉穴，既减肥又养颜。

脾脏的健康状况也可以从嘴唇的颜色来看，如果是深红色，说明内热，如果是浅红色，说明虚寒，如果嘴唇皮肤很干燥，说明体内津液不足。只要养好脾脏，唇色就会红润亮丽，滋润也会由内而外地浸透出来。脾脏通过消化食物来造血，和女人的月经周期也有关系。如果我们不善于保养，使得脾脏失去统血功能，那么皮

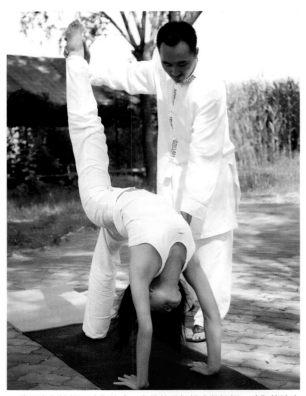

▲ 我因为坚持练习瑜伽体式，身体的柔韧性变得极好。瑜伽能让人练出如芭蕾舞星一般的轻盈身姿。

肤就会干枯发黄。首先是脾气虚，然后再发展成脾不统血，此时月经的流量就会变大，身体更加虚弱。

多吃大米饭，补脾又养颜

养脾首先就是要保证正常健康的饮食。吃饭要遵循"早吃好，中吃饱，晚吃少"的原则。很多人不吃早饭，对脾胃的伤害很大。人体经过一夜的消耗，缺水缺能量，如果不吃早饭，人就会消耗自己原来存储

的蛋白质和营养，消耗自己的气血。还有很多姐妹为了减肥，只吃菜不吃饭，也是不可取的。粮食补脾，尤其是大米饭。

现在很多姐妹脸色发黄，除了气虚、情绪不良和疲劳外，不吃米饭是最主要的原因。如果已经有发黄症状，可以经常吃芋头。紫色的芋头对脾胃最好，其增强造血、统血的效果最显著，能够使皮肤和肌肉润泽。还有一道食物补方，春夏秋冬坚持吃，非常有效，就是用菱角、土豆、红豆、山药、芡实、莲子、红枣和大米一起煮熟，这些用料全是补脾脏的，能够促进造血功能，逐步改善肤色。

营养过剩，不锻炼更伤脾

不过，并非吃得越多越好、越有营养就越好。现在的很多疑难杂症都和营养过剩或不注意锻炼有关。平时，吃的高营养食物过多，而我们的身体并不具备完全消化和吸收它们的能力，它们便会成为身体内一堆没用的垃圾。如果再不积极锻炼身体，垃圾便堆积成有害物质，不但无形中增加了脾的工作量，而且这些废物会在身体内凝滞成湿气。适当的运动可促进消化，增进食欲，使气血生化顺畅，脏腑功能不衰。因此，美女们要根据各自的实际情况选择合适的运动方式和运动量。

瑜伽攻略之最佳体式
眼镜蛇扭转式

最佳练习时间	上午10点、午后2点
最佳练习次数	2次
方便系数	★ ★ ★ ★ ★
呼吸方式	腹式呼吸

脾脏统领我们的血液，是决定我们身体性感与否的关键哦。脾脏通过消化系统来造血，这个体式模仿蛇的姿态，头部和躯干向上，向后挺起，让身体像蛇一样来回扭动。能够按摩腹部器官、柔软脊柱、净化消化系统和呼吸系统。消化系统功能增强了，脾脏功能也就更好了。

导师提示

练习过程中保持双肩的放松，并尽量并拢双腿，保持3个呼吸周期，再做另一侧的练习。患甲状腺功能亢进、肺结核、胃溃疡、疝气的人和孕妇不要做这个练习。

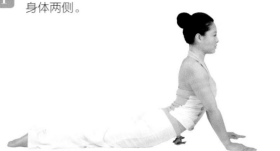

1 俯卧，下巴点地，双腿并拢伸直，双手自然放于身体两侧。

2 屈双肘，双手放在胸膛两侧，掌心向下。

3 吸气，双臂用力撑起上半身，髋骨不要离地，双肩放松。

4 呼气，头和上半身向右后方扭转，眼睛看向脚后跟方向，手臂不要弯曲；吸气，回正身体，呼气，反方向再做一次。

六 | 养胃
——女人的美貌需要"胃动力"

想要变美，首先就要拥有一个良好的胃。胃像是一台不停工作的机器，每天吸收消化食物，以提供身体各器官与细胞所需要的养分。如果胃不好，我们的身体也就变得虚弱，美丽也就不保。真正的美女都有圆润的肌肉形状、润泽光洁的皮肤，只有良好的胃口保证，才能造就真正的美人。

人体的生长发育、维持身体正常运行所需要的一切营养物质都靠脾胃供给。我们身上的精血全是通过脾胃消化饮食而来的。如果胃不够好，营养物质无法吸收，身体虚弱，气色也不会好到哪里去。另外，胃气应该是下行下降的，如果胃气不往下降，就会影响睡眠，严重时，会导致失眠，睡眠不好，我们的容颜自然受到很大的损伤。

脾胃出现问题时，对肌肤的直接反应就是长痘痘。许多脸上长痘痘的人，往往都伴有便秘的毛病，这就是脾胃之毒导致的，需要通过清泻肺热、滋阴润肠的治疗，不仅可以帮助排出体内毒素，还能治疗痘痘。

胃的好坏与我们的精神状况、情绪变化也有很大关系。思虑伤脾，如果经常精神紧张，压力过大，而又无处发泄，长时间的不良情绪堆积不仅伤肝脏，而且也会波及我们的脾胃。若经常郁闷生气，肠和胃都不好好工作，那么就容易便秘或腹泻。所以，我们平时要做到心胸豁达，待人和善，不斤斤计较，经常保持平和的心境和乐观的心态。

胃是关乎我们"食为天"的大器官，可是却一直被忽视。胃上的毛病被我们视为小事儿，可实际上胃不好，营养无法被吸收，脏腑得不到滋养，我们的脸色就会黯淡无光。而养胃的关键还依赖于平日养成正确的饮食习惯。

少吃生冷油炸甜腻之物

脾胃主管人体的消化功能。生冷、肥腻、油炸等食物都不利于胃的保养。尽量要吃温的、暖的，饮食一旦寒热失调很容易导致脾脏湿气过重。湿热是女人的敌人，肺不好、妇科病、便秘、痘痘、头皮屑等都有可能是你不注意饮食冷暖造成的。

油炸、煎烤、奶油、甜品、油腻、夜宵等是让你变老的元凶。这类食物对胃造成的负担非常重，包括对大小肠的负担都很重，常吃这种食物会使身体长期消化不良，患上胃病也是常理中的事。

同时，吃饭一定要细嚼慢咽，狼吞虎咽很容易导致脾胃失和。

戒掉烟酒和浓茶咖啡

吸烟会引起胃黏膜血管收缩，使胃黏膜中的前列腺素合成减少，前列腺素是一种胃黏膜保护因子，它的减少会使胃黏膜受到伤害。吸烟又会刺激胃酸和胃蛋白酶的分泌，所以嗜烟成癖是引起各种胃病的重要诱因。

酒精会使胃黏膜发生充血水肿、甚至糜烂出血而形成溃疡。长期饮酒还损害肝脏，会引起酒精性肝硬化。胰腺炎的发生也与酗酒有关，这些损害反过来又会加重对胃的伤害。

浓茶和咖啡都是中枢兴奋剂，能通过神经反射以及直接的影响，使胃黏膜发生充血、分泌功能失调、黏膜屏障破坏，诱发胃溃疡。另外，对胃刺激性强的食物要注意尽量少食用。

养胃食物大放送

黄豆：黄豆对于胃中积热，厌恶油腻有很好疗效。黄豆是素食主义者蛋白质的主要来源，多喝豆浆、吃豆类食品不但可以滋养脾胃，而且美容养颜。

南瓜：健脾养胃，能温体、增进食欲、治胃痛，对于脾胃不调引起的手脚冰凉、易疲倦、体力差有明显疗效。南瓜含有维生素A，可保护胃黏膜，保护脾胃。

糙米：糙米具有吸水、吸脂作用，能给人饱腹感，还能促进胃肠道的蠕动，而且含有丰富的膳食纤维，会吸附很多淤积物，并将其排出。

瑜伽攻略之最佳体式
燕子飞式

最佳练习时间	早上7点
最佳练习次数	1次
方便系数	★★★★
呼吸方式	腹式呼吸

真正的美女一定有一个好胃，胃好才能吸收营养物质，才能让脸蛋、身材得到食物的滋养。这个体式利用腰腹部的力量支撑身体，不仅强健了腰肌和腹肌，更能按摩腹部器官，护养我们的脾胃，增强消化功能。

导师提示

这个动作的身体支撑点在腹部，经期女性不宜练习此体式。膀胱炎患者可减少坚持的时长，增加练习次数，也可以四肢离开地面后，身体前后微微摇摆，有助于更好地按摩肠胃器官。

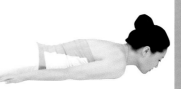

1 俯卧，下巴点地，双手放在身体两侧，掌心向下，双腿伸直并拢。

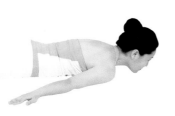

2 双臂向外侧平移与身体呈45度角，双腿也向外打开，与肩同宽。

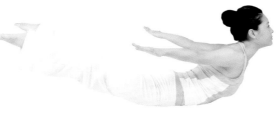

3 吸气，双臂带动上半身尽量向后方拉伸，抬头，尽量让胸部离地，同时抬起下肢，让身体头部和脚部翘起，就像燕子在飞。然后呼气，放松，还原。

七 | 养肾
——肾好了，皱纹迟到十年

青春永驻的强有力武器是什么？是什么引起了我们的急速衰老？肾脏！男怕伤肝，女怕伤肾。补肾是女人养颜的关键，是我们美丽的根本。真正爱美的女人要懂得美是由表及里的。只有在内在平衡、气血充盈的基础上进行必要的修饰，美才能表里如一，令人赏心悦目。

血液除了给全身器官输送营养之外，同时还带走它们的代谢废物，这些垃圾需要肾脏来处理。肾脏是一个庞大的过滤网，血液通过这里，留下多余的水分、毒素成为尿液。

肾脏在我们腹部内脏的最底端，如果肾精充足，则肾脏的热量和能量都能够向上不停地滋养温暖脾脏、肝脏，因此五脏六腑都能够有一个好的生存环境，好好地生长，汲取营养，因此我们才能够漂亮。但是如果最底端的肾脏虚弱的话，则身体内脏就会变成摇摇欲坠的树叶，努力挣扎不要掉下去就是存在的全部意义，根本就无力去谈什么生机勃勃。

养好肾脏则骨骼强壮，骨髓充盈，脑子反应快而且聪明，听力好，还有一头乌黑的头发；如果肾虚的话，则会感觉到智力衰退，耳鸣，头发早早发白脱落。害怕了吧？还有更可怕的——如果肾脏能量不够的话呢，就会导致乳房下垂，毛孔粗大，皮肤松垮，头发脱落，脸会变形，黑眼圈就不用说了，肯定非常严重！反应也会迟钝起来，总之一句话，肾脏不好，就会提前衰老！

肾脏主水，吸收五脏六腑的精华并潜藏起来，它保存的精华能够转化成为五脏六腑所需的能量。如果内脏健康充盈，则肾脏就能得到滋养；如果内脏缺乏力量，肾脏就要动用库存，并且还没有补充的来源。

少喝咖啡多喝水

肾脏是身体的排污管道，如果有过多的废物留在通道内，就会影响排污能力。多喝水，一方面有利于快速排出体内有害物质，另一方面可以降低尿液中某些盐类及化学物质的浓度（这些物质会造成泌尿系统疾病），这叫做"洗肾保健"。而咖啡就不能多喝，会上瘾，而且色素沉淀得非常厉害，不仅脸会变黑、长斑，肤色基本上也没救了。

饮食正常不过咸

抽烟喝酒，爱吃大鱼大肉是严格禁止的。饮食过咸则伤血液、伤肾，饮食过于油腻则抑制肾阳，而狂饮烈酒则耗损肾阴。标准食盐量是每人每天不超过6 克。食盐的主要成分是氯化钠，吃得过咸会导致体内钠盐过多，血管阻力增加，促使血压升高。长期高血压将使肾脏血管变脆、变硬、变细，导致血管硬化，进而造成肾脏萎缩。同时不要乱吃保健药，不合格的保健品里面的重金属和有害物质都严重超标，容易损伤肾脏。

远离寒气要保暖

肾脏的阳气就是我们身体里的太阳，能够温暖我们全身的各个角落，让我们感觉暖和，阳气不足就会出现怕冷、没有精力等症状。寒气最容易直接损伤肾脏阳气，不管什么样的体质，都不能因为不怕冷而不注意防寒保暖。冬天如果穿得少，那就是直接毁掉自己的身体。注意哦，爱美的姑娘们冬天最好不要穿裙子，因为寒气一旦入体，身体就更加难调养了。

黑色食物是补肾的黄金食物

黑色食物可谓是补肾精的黄金食物，板栗是肾之果，常食有助于改善因肾虚引发的腰腿无力等症状。芡实、木耳、桑葚、荔枝、海带、紫菜、乌鸡、香菇、豆豉都是补肾精的黑色食物。如果想服用中药，就用金樱子泡茶喝，也有固肾气的效果。想要快速补肾气，有一款超级有效的食物——用芡实、莲子和糯米煮粥，每天早晚各喝一碗，坚持7天，则肾气虚弱产生的面容早衰等问题大多会得到一定程度的改善。糯米有很强的收涩作用，对于尿频和出汗过多都有帮助。

瑜伽攻略之最佳体式
眼镜蛇树式

最佳练习时间	上午10点
最佳练习次数	2次
方便系数	★ ★ ★ ★
呼吸方式	腹式呼吸

肾脏能扭转我们容颜的早衰趋势，由此可见它对我们容颜的巨大作用。瑜伽称腰部的力量是一条睡着的"昆达利尼蛇"，需要用各种方法来激活它。这个体式能够按摩后腰，激活肾脏功能，缓解后腰僵硬状况，促进血液循环，温暖肾脏。同时，这个体式还能去除腰部赘肉，让你的体形更完美。

导师提示

弯曲的脚保持贴向另一侧腿的内部，胯部正对前下方下压，胯部缺乏锻炼的人，可以先把脚搭放在膝关节内侧，逐渐加强难度，慢慢贴向腿根处。

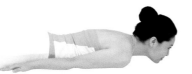

1 俯卧，下巴点地，双手放在身体两侧，掌心向下，双腿伸直并拢。

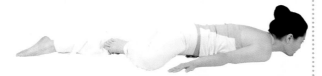

2 双臂向外侧平移，与身体呈45度角，右腿屈膝，将右脚掌放在左大腿内侧。

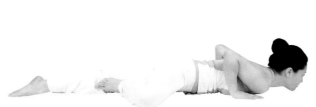

3 吸气，屈双肘，双手放在胸膛两侧，掌心向下。

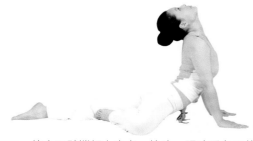

4 伸直双臂撑起上半身，抬头，眼睛看向天花板，腰部成一定弧度，呼气，屈肘，髋部抬起，还原。

养肾食物大放送

黑豆： 黑豆是一味"利尿解毒，味甘性平"的清凉性滋补食材，含有的异黄酮素、花青素和丰富的抗氧化剂维生素E能够补肾养血，清除自由基，可抗衰防老，养颜美容。

黑木耳： 黑木耳具有补气活血、凉血滋润的作用，能消除血液里的热毒，避免其淤积于肾脏。其所含的植物胶质能清洁血液，可清除肾脏内的污染物

质，改善头发枯黄、脱落的现象。

黑芝麻： 黑芝麻含有人体必需的氨基酸，能促进人体代谢和排毒。具有补肝肾、益气力、长肌肉、填脑髓的作用，对肾脏毒素淤积导致的眩晕、脱发、腰膝酸软有一定的食疗作用。

桑葚： 桑葚性寒，具有"益肾生津、乌发"的功效，它能改善皮肤，尤其是头部皮肤的血液供应，对因肾亏引起的白发、脱发有很好的食疗作用。

瑜伽攻略之最佳体式
单手弓式

最佳练习时间	午后2点
最佳练习次数	2次
方便系数	★★
呼吸方式	腹式呼吸

温暖的身体才能激活内脏功能。要补养肾脏，就要使身体足够温暖。这个体式以俯卧的姿势，活动后腰部，促进血液的流动，使后腿的经络畅通，更能提高肾脏功能哦。同时，这个体式还能伸展身体前侧的肌肉群，促进肠道蠕动，减少腰上的脂肪。

导师提示

患甲状腺肿大及严重脊椎病的人不建议练习此体式。

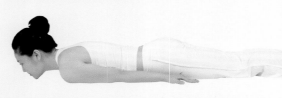

1 俯卧，下巴点地，双手放在身体两侧，掌心向下，双腿伸直并拢。

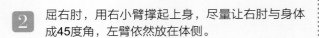

2 屈右肘，用右小臂撑起上身，尽量让右肘与身体成45度角，左臂依然放在体侧。

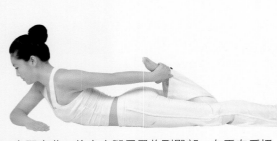

3 右腿弯曲，将右小腿尽量收到臀部，左手向后抓住右脚脚踝。

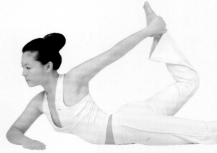

4 吸气，右脚向后向上用力带动上身向上抬离地面，像拉弓一样，保持顺畅自然的呼吸，呼气，然后缓缓将身体还原，换另一条腿练习。

八 | 调理肠道
——排除毒素，养出无瑕容颜

晨起后感觉身体沉甸甸的，照镜子一看气色不佳，好几天不曾便便，口气重到自己都受不了……瑜伽美容大王可要提醒你了，如果出现这些症状，就意味着肠道已发出警告——你的肠道正在加速衰老。肠道老化不仅给疾病的发生创造了条件，更加速了人体整体的衰老过程。为了让我们身体的排泄系统更加健康通畅，我们一定要让肠道长期保持年轻态哦！

没有想到吧，衰老这件事竟然和肠道也有关。它是我们身体里重要的消化吸收系统，营养从这里吸收，毒素、垃圾从这里排出。可以毫不夸张地说，肠道问题是万病之源。

肠道长期不通畅，不仅严重影响身体健康，还损伤容颜！正常人的肠道年龄与其生理年龄相差不大，但随着压力增大、精神紧张以及饮食不当等原因，肠道内有益菌群数量减少，而有害菌群不断增多，最后导致肠道菌群失调，导致肠道提前老化。而肠道的老化，也就导致了面容不再年轻。

少动，尤其是下半身的懒惰与肠道老化甚至肠癌的发病之间有密切的关联。生活在都市的人，如果实在受不了奔跑和跳跃的运动方式，至少，让自己爱上垫上运动。总的原则是，让我们的下半身不那么笨重，让我们的身体轻盈起来。瑜伽和普拉提是值得尝试的运动形式。我有一个美颜秘密，就是每天练习瑜伽，能帮助便便通畅哦。很多经典的姿势，例如犁式、鱼式等都是对肠道的按摩。

你每天早晨出门坐车，下了车就坐在办公室那把

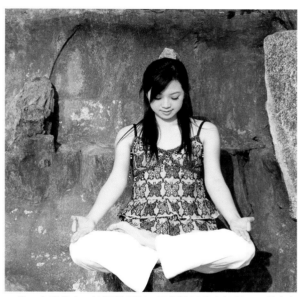

▲ 盘一个莲花座，结智慧手印，冥想就是什么都想，又什么都不想。

舒适的椅子上直到中午，午间会见客户，又是坐在某个地方吃喝……现代人的下半身，几乎没有运动。美女们往往注重外表的清洁美丽，却总是忽视身体内在的清爽干净。与其在面容上辛苦减龄，不如轻松地给身体脏腑减龄。尤其是肠道，只需要注意生活中的小细节，便可让其迸发年轻活力。让我们现在就开始轻盈计划，给我们的肠道做个SPA吧！

肠道减龄，搞定情绪大问题

情绪越健康，肠道越年轻，肠道被称为人体的第

二大脑。40% 的便秘问题与精神紧张有关，而便秘则是加速肠道老化的大敌。想象一下就不难理解——本该及时排出的垃圾继续积存在体内，肠道不得不反复吸收剩余的这些垃圾。有便秘问题的人通常口气浑浊，脸色黯淡，这些都是排毒不畅导致的。压力较大的职业女性，更容易因为长期的精神紧张而造成便秘。因此，学习保持情绪平稳，心态放松，也是保持肠道年轻态的秘诀之一。

养肠食物大放送

玉米： 玉米是肠道的清道夫，里面含有的膳食纤维能使大便通畅，刺激肠道蠕动，减少了毒物对肠壁的毒害，可防止便秘、痔疮和直肠癌。

酸奶： 酸奶中含有大量的乳酸菌，能抑制肠道内腐败菌的繁殖，维持肠道正常菌丛平衡，将肠道有益菌群调到正常水平，并减弱腐败菌在肠道内产生的毒素。

芹菜： 芹菜含有大量纤维素，能促进肠胃蠕动，促进排便、排出毒素，而且有助于降低胆固醇，有一定的降压降血脂作用。

燕麦： 燕麦里除了含有不溶解纤维外，还含有相当数量的可溶解纤维，它代谢的最后产物是结肠细胞的能量来源，所以燕麦对营养肠道是非常有效的。

瑜伽攻略之最佳体式
简易船式

最佳练习时间	早上7点、10点
最佳练习次数	2次
方便系数	★ ★ ★ ★ ★
呼吸方式	腹式呼吸

　　医学界流行着这样一个说法，"肠道才是你的第一张脸"，由此我们得知肠道的洁净度是身体健康清洁的关键。我们身体的毒素需要通过肠道排出去，如果肠道不健康，就会囤积毒素，容颜自然就会受到损害。这个体式有助于促进腹部的血液循环，能够充分按摩肠道，加快肠道蠕动，改善消化功能。

导师提示

下腹部要收紧，尽量保持平坦。背部尽量挺直，令脊椎上提，否则尾骨会往下压，导致背痛。

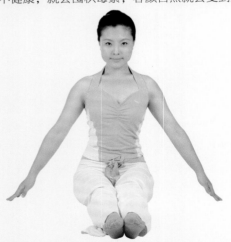

1 坐立，腰背挺直，双腿伸直并拢，双手臂自然展开垂于体侧，手指触地。

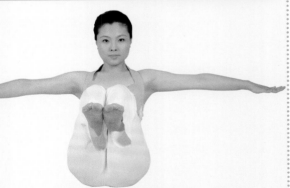

2 吸气，双臂侧伸展，掌心向下，同时双腿离地，弯曲双膝，让小腿与地面平行，双脚并拢夹紧，保持10~20秒；呼气，慢慢还原。

九 | 养护膀胱
——美人容颜不老的秘密

容颜是我们健康的镜子，反映着我们身体的底子，五脏六腑的年龄才是根本。不要以为我们的容颜只与身体的心、肝、肺、肾等有关，任何一个脏器的失调，都能让你的面容蒙上灰尘。膀胱的气化功能与肾的功能有着密切关系，养好膀胱，才能让你的美丽长盛不衰！

膀胱为水府，是储藏水液的地方，需要先天真阳的气化才能发挥各自的作用。膀胱所属的足太阳经脉的功能可以使"津""液"的物质和功能存于身体内并发挥其正常作用。一旦膀胱真阳不足，其"存津储液"的功能就会减弱，津液的作用就不能正常发挥。

要是由于虚火过旺而导致"津"的功能过度以及"液"的功能不足，使脏腑组织的液体过分排出，导致血液浓度过高，就容易出现血液黏稠、血脂高、血糖高、血压高、口渴、尿多、食多、便秘等症状，皮肤就会因缺少水分而干燥脱皮或是皲裂。膀胱气化功能失常，水液不能排出体外，又会因水分过多而出现水肿。

膀胱经对人体来说非常重要，它起于睛明穴，沿人体后部走到我们的最小脚趾的外侧，人体整个后背、腿后部的问题，都是由膀胱经来决定的。肾与膀胱互为表里，膀胱的气化功能与肾的功能紧密联系，膀胱气化正常运行了，肾的精气就足，美丽就有了最根本的保障。所以，保养膀胱对养生养颜也非常重要。

俗话说，人老腿先老，其实，最先老的是膀胱经。膀胱经是人体最大的排毒通道，膀胱经畅通无阻

了，体内之毒才能真正祛除。而我们在日常保养中很少注重保养膀胱。其实，如果我们经常腰酸背痛腿抽筋、脖子僵硬、后脑壳疼等，都有可能是膀胱经不够通畅所造成。那么，如何保养膀胱呢？

多饮水，少喝咖啡和饮料

饮水量的多少直接影响膀胱内尿液的浓度，对膀胱癌的发生有重要影响。饮水量少者膀胱中的尿液必然减少，而致癌物质从肾脏排泄到膀胱后，在尿液中的浓度也相对较高。这些高浓度的致癌物质会对膀胱黏膜造成强烈的刺激。同时，饮水量少者，排尿间隔时间必然延长，这就给细菌（如大肠杆菌）在膀胱内繁殖创造了有利条件。膀胱癌患者，大多数是平时不喜欢饮水、饮茶的人。同时，也要限制咖啡、酒和可乐的饮量，因为咖啡因和酒精对膀胱有激惹作用。

养成良好的如厕习惯

现代女性工作忙碌，经常连上厕所的时间都抽不出来，长期这样会导致膀胱容量减小。睡前要排空膀胱为好。在排尿时不要匆忙，这样有利于膀胱的充分排空。如果排尿匆忙，膀胱排空不够，易患泌尿系统感染。同时，坚持每天定时排便，可以避免便秘的发生。因大便干结而经常用力排便，易造成盆底肌肉的松弛。

保养好你的盆底肌肉

做规律的盆底肌肉锻炼有助于增加盆底肌肉的张

力。盆底肌肉锻炼以收缩锻炼耻尾肌为主。锻炼收缩肛门动作，持续3秒钟为1次有效收缩，每天可以不定时做一些锻炼。尿液长时间不能排泄，对盆腔也是个不良刺激，长期反复，会使盆腔器官功能紊乱，造成抵抗力下降。

多参加户外运动

职场女性们平时锻炼太少，特别是背部的运动更少，这样会造成膀胱经不通。跑步、登山等户外运动都可以锻炼人体的膀胱经。这是因为当我们的脚使劲往后蹬的时候，拉伸了整个人体后面的经脉，使膀胱经可以得到充分的锻炼。如果没时间出去跑步的话，

瑜伽攻略之最佳体式
半脊柱扭动式

最佳练习时间	晨起、午后2点
最佳练习次数	2次
方便系数	★★★★★
呼吸方式	腹式呼吸

我们的身体是一架精密的机器，少了任何部位都无法正常运转。膀胱对我们的排毒非常重要，尤其是背部的膀胱经。这个体式以扭转为主，按摩了腹部和盆腔器官，有助于增强膀胱的活力，促进毒素的释放以及排出。同时滋养整个背部，能够畅通膀胱经，疏通体内能量流动的通道。

导师提示

整个过程要保持后背平直，深长而舒适地呼吸3~6次，每次呼气时，可增加身体扭转的幅度。

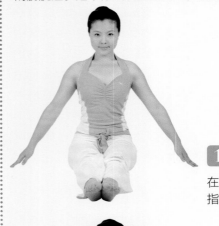

1　坐立，双腿双脚并拢，双手在身体两侧张开，指尖点地。

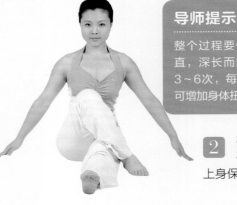

2　右脚跨过左膝平放在地上，上身保持挺直。

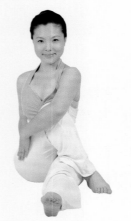

3　伸出左臂环绕右大腿外侧，右手向后放在背后的地上，吸气，腰背挺直。

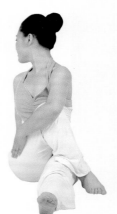

4　呼气，上身向右后方转动，掌心下压触地。然后，还原至初始姿势，做反方向的练习。

晚上睡觉时躺在床上使劲蹬腿、蹬脚后跟也能锻炼膀胱经。

养膀胱食物大放送

甘蓝： 甘蓝、卷心菜等十字花科蔬菜中富含异硫代氰酸盐，能有效抗癌。甘蓝所含的化合物能滋养膀胱，特别是生吃甘蓝，有助于降低膀胱癌的发生概率。

花椰菜： 研究表明，从咬断、咀嚼、消化花椰菜而衍生出来的化学物质，能让膀胱癌细胞停止生长；花椰菜本身所含的化学物质，却不能产生任何效果。

黑木耳： 黑木耳对膀胱结石和肾结石等有化解作用，它所含的发酵素和植物碱，具有促进消化道与泌尿道各种腺体分泌的特性，并能协同这些分泌物催化结石，滑润管道，使结石排出。

瑜伽攻略之最佳体式
半莲花前伸展式

最佳练习时间	**早上7点、傍晚6点**
最佳练习次数	**3~5次**
方便系数	**★★★★**
呼吸方式	**腹式呼吸**

膀胱位于我们的骨盆内，锻炼骨盆部位也就能护养膀胱。这个体式下压的姿势能锻炼我们的骨盆，增强膀胱活力。膀胱经是我们身体经络中最长的一条，它贯穿头、背、腰、臀、下肢、足等各部位，体式中背部和双腿的伸展有助于疏通膀胱经。

导师提示

如果膝盖有问题，请不要练习此体式。

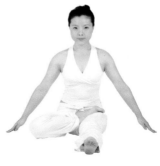

1 坐立，双腿双脚并拢，双手在身体两侧张开，指尖点地。

2 屈右膝，将右脚掌心向上搭放在左大腿根部，腰背挺直。

3 吸气，双臂自体侧向上向前伸展，掌心朝外。

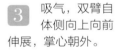

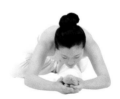

4 呼气，双臂回落于体前，双手抓住左脚掌心，低头，下巴抵在小腿上；然后直立上身，还原。

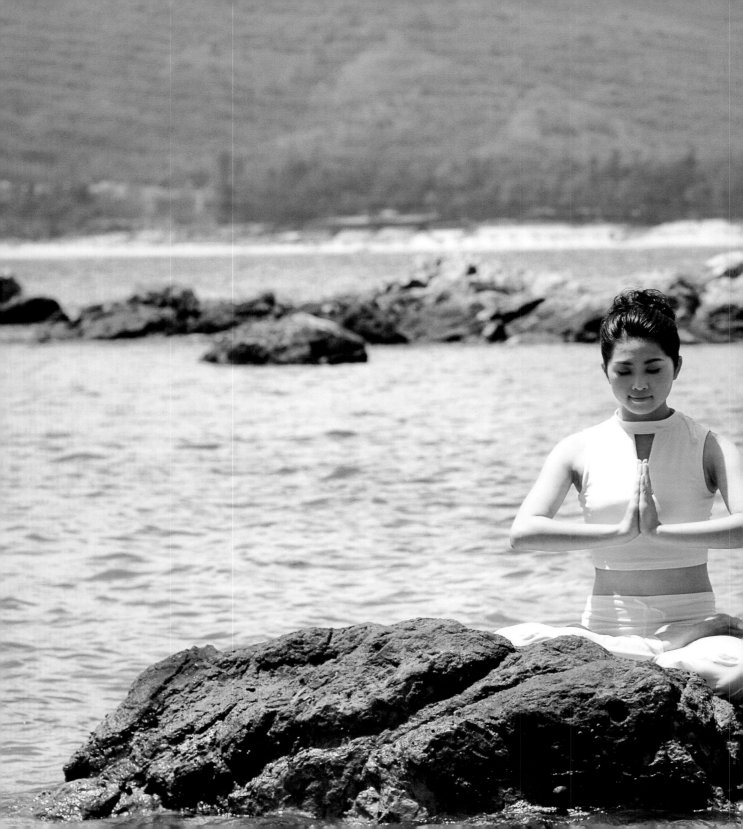

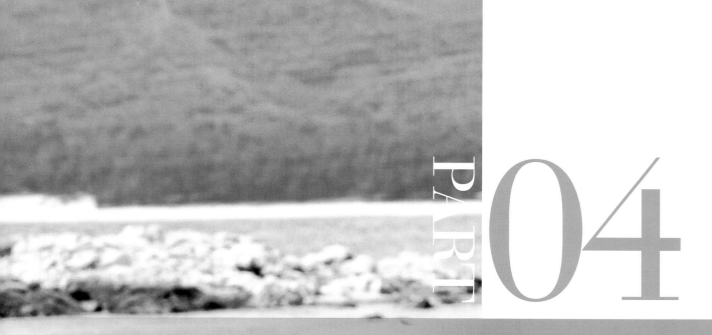

04

心情左右容颜

七情六欲的调控

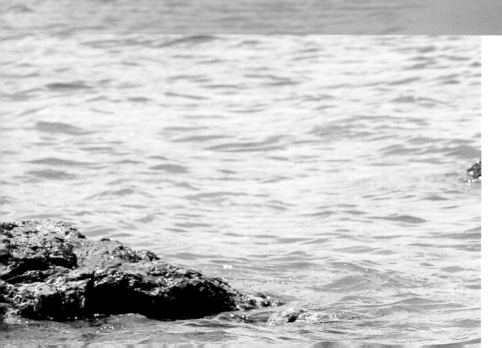

一 | 情志养生，
才能成全女子如水容颜

在古印度的瑜伽典籍中有这样一句话："你的身体是你的庙宇。"庙宇里供的神就是你的心灵，神常在庙宇就华丽，经常爱护你的庙宇，你的容貌就越美丽，你的心灵就更加强壮。所以，内心静好的女人，自然会呈现"姿容端丽"之相。这种"心灵的作用"，在中医理论中被称为"情志"，在情志上养生，才能让你宁静淡定，有美丽而长久的容颜。

情志可以归纳为"七情五志"，七情是指喜、怒、忧、思、悲、恐、惊这七种情志活动，五志则是七情与五脏相对应的喜、怒、悲、思、恐。人的情志与脏腑有着密切的联系。喜则伤心，怒则伤肝，思则伤脾，悲则伤肺，恐则伤肾。

过度强烈的情绪绝对是伤身体的，如果五脏六腑都受到了伤害，外貌上的美从何谈起呢？女人的情绪比激素、DNA更难以了解和控制，情绪重压之下的肌肤总是将喜、怒、哀、乐一一写在你的脸上。下垂的嘴巴透露出疏离和不信任；纠缠的眉心传达了你的焦虑和慌乱；黑黑的眼圈泄露疲乏；点点的色斑和痤疮则揭露了睡眠的不足。就连我们身体的姿态和形体，也无言地泄露着生命的经历。

"如果你想更美丽，那么请不要用金钱而是用大脑。"日本美容大师佐伯千津在自己撰写的美容书里这样写。封面上已经六十几岁的她神采奕奕，虽然一头白发，却除了眼角的几丝皱纹，整体肌肤状态堪称完美，找不到岁月刻画的纹路。在她的抗老保养理念中，既不推崇盲目尝试大量抗衰老保养品，也不做大规模整形手术，而是提出了这个时代的美容全新理念：接受自己的衰老，但尽量延缓它，以心态影响外在，达到真正的青春永驻。

坦然地接受自己不再青春年少吧！可是，我们依然是有魅力的女人。大度从容，平和淡定，美丽反而能够更长久一些。而女人的细腻敏感，注定会为不同的事情纠结。可是，我们依然要乐观着微笑，当有什么事情使你痛苦，生活中的一首温暖的小情歌，一部温馨的小电影，也许就能浅吟低唱、起承转合地点醒你——最好的尚未来临。当我们烦躁抑郁，找不到理解和倾诉的合适对象，不妨对着一款可揉可搓的公仔，一只善解人意的小猫，把心事说出来，次日阳光升起，你又只管经营自己不理是非。

女人要养颜，就要保证情绪上的持续平稳和内心的宁静平和，管理好烦躁、焦虑、紧张、急躁、忧郁、恐惧等不良情绪，懂得适时宣泄。健康的心态是一种可以培养的习惯。让自己有能力保持幽默感和尽情大笑，减轻忧郁和焦虑感。情绪稳定对内分泌平衡十分重要，拥有一颗温和宽容的心的女人，即使脸上稍有瑕疵，也不影响她整体的美丽。

二 | 赶走慢性疲劳，做青春活力美人

　　究竟从何时起，你的肌肤开始变老了，是第一道皱纹的出现？还是那清晨起床后，无法再光彩四射的肤色？每天上班无精打采，下了班身体像散了架，整日哈欠连天，昏昏欲睡？亲爱的，你是疲劳了。可不要以为疲劳无关紧要，疲劳不仅影响身体健康，更是女性容颜的慢性杀手。想要保持完美好脸色，首先就要赶走慢性疲劳。

　　疲劳是许多疾病的根源，也是加速女性衰老的最重要因素之一。长期疲劳会导致内分泌系统平衡被破坏、免疫力下降、体内毒素滋生、皮肤微循环减弱、新陈代谢功能降低，表现为：精力不足、气色差、皮肤粗糙、老化、产生色斑、面色晦暗、体质差、失眠多梦、眼圈发黑。所以，消除慢性疲劳，是恢复美丽容颜的第一步。

　　相比而言，我们比男人更容易疲劳。第一个原因是贫血，贫血会使血红蛋白偏低，血红蛋白负责将肺部吸进来的氧气输往全身各个部位。当身体组织供氧不足时，人就会觉得疲劳。女性在月经期间或产后，都可能因为失血过多而患上贫血。第二个原因是甲状腺功能减退。如果身体发懒，心情抑郁，可能是甲状腺功能在减退。据美国甲状腺基金会的资料，近20%的女性会因甲状腺功能紊乱而产生疲劳感，但多数人并不知情。第三，人们为了提神，很爱喝咖啡、可乐。但对爱美的我们来说，咖啡因摄入过多，会产生相反的作用，引起疲劳和困倦感。

　　全身有气无力、肌肉酸痛、四肢乏力、头脑发沉，相信每位女性都有过这样的感觉，这就是身体向你发出的最常见的报警信号，可是我们常常在忙碌中忽视了它，或者认为挺一下就过去了。其实，累就是身体在跟我们说话，告诉我们该休息了，身体正常的作息也是一种自然规律，而违背规律就会受到惩罚。

规律生活、适度运动

　　美女是睡出来的，熬夜是最能毁容的哦，因为彻夜不眠将影响细胞再生的速度，导致肌肤老化，这种恐怖的后果会直接反映在我们的脸庞上。所以我们要绝对遵守"不熬夜"的原则。中午最好有20～30分钟的午休，放松身心，减轻压力。适当运动可增强体能，而且让你的肢体和肌肤更有活力。

　　另外，细心观察自己的生物钟，按照这个规律安排自己的作息时间，一旦觉得疲惫，应立即放下工作休息，避免因过度劳累而导致各种病痛。

静坐与冥想

　　每天静坐20分钟，让思维暂时停止，身体得到休息。如果有条件可以去SPA一下。按摩师韵律绵长的指尖舞蹈更胜过没精打采的心理医生，让脆弱、面临崩溃的肌肤得到暂时的舒缓与抚慰。把自己扔到漂浮着奶白色蒸汽的浴缸里，把所有思绪都赶出身体，让自己融化在水中，当几分钟后从冥想中走出来的时候，你会发现，那一刻心情和肌肤都被舒适的快感占领了。

善用食物解疲劳

疲劳时，应该多吃以下的东西，可以快速恢复体能和活力。

热茶： 茶中含有咖啡因，适量饮用热茶有助于增加呼吸的频率和深度，促进肾上腺素的分泌而达到抗疲劳的目的，但注意不能饮用过多。

维生素： 维生素B₁、维生素B₂和维生素C有助于把人体内积存的代谢产物尽快处理掉。

碱性食物： 疲劳是由于人体内环境偏酸而引起的，多食碱性食物即能达到消除疲劳的效果，如新鲜蔬菜、瓜果等。

瑜伽攻略之最佳体式
卧峰式

最佳练习时间	**午后2点**
最佳练习次数	**2次**
方便系数	★★★★
呼吸方式	**腹式呼吸**

缺乏运动、贫血、新陈代谢缓慢都容易造成疲劳。这个体式能让手臂、臀部、腹部、腿部等得到充分锻炼，从而加强新陈代谢，使人体血行畅顺，有效阻止因血行不畅、供氧不足而引起的贫血性疲劳。同时，这个体式还注重头颈部的运动，通过对颈部甲状腺的刺激，改善因甲状腺功能紊乱而引起的疲劳症状。

导师提示

身体切忌左右摇摆，重心转移到左腿上。初学者如果不能尽快找到平衡点，可靠着墙壁或者柱子练习。为了加长坚持时间，可以把注意力集中在前方一点。

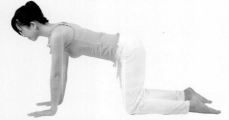

1 跪立，双手分开与肩同宽，手臂与大腿垂直于地面，成四脚板凳状跪立于地面，吸气。

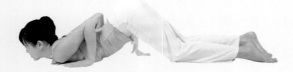

2 呼气，前胸向下俯卧贴于地面，下巴点地，小臂离地，大臂夹紧上身；吸气，臀部保持翘起，使腹部、骨盆与大腿离开地面，膝部以下着地。

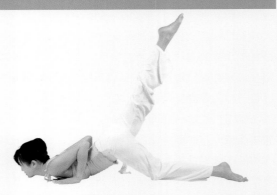

3 右腿伸直，缓慢向上抬。呼气，还原右腿，做另一条腿的练习。

三 拒绝头痛侵扰，神清气爽每一天

我们得承认自己的贪心，需要拥有很多才会感到幸福——丰富的物质、美好的关系、热爱的工作、健康的身体。可是繁忙的工作和压力导致了疾病。据美国的一家机构调查，因头痛而寻医问药的人中，2/3是女性。专家发现，头痛确实是个更易缠上女儿身的疾病。它来无影去无踪，无从控制，这件事本身就让人头痛。

一个人一生中不止一次会遭遇疼痛，除了肚子痛外，最常见的恐怕就是头痛了。据调查，头痛的种类和玫瑰花的种类一样多，而头痛的降临也往往像爱情的发生那般突如其来。

种种负面情绪问题都有可能导致头痛。紧张性头痛是最常见的一种头痛，常反复发作，发作前有明显的诱发因素，如工作或学习压力大、紧张、焦虑等。人们的焦虑不安在各个方面凸显，没有发泄之处，就只好选择你的脑袋作为爆发点。但很多人都不知道，闷在心里的愤怒更容易导致头痛的发生。相对于沮丧或是焦虑的情绪而言，生闷气是引起紧张性头痛的最大情绪因素，这一点，生活和工作压力大的美女们最应该注意。

紧张性头痛发作时，可扩散至颈、肩、背部，呈轻、中度疼痛，痛时有麻木、发硬、紧绷感。击败这类"情绪头痛"的最好办法就是找出舒缓负面情绪的途径。同时，养成良好的生活习惯、劳逸结合、戒除烟酒、不饮浓茶和咖啡。

另外，通宵熬夜和非自然光线会让我们的眼睛感到疲劳，通风不足和缺氧的室内环境又会导致脑部供血不足，而长时间的坐姿也是导致头痛的重要原因。当脖子或是颈椎感到发硬的时候，流向脑部的血液就会受到影响，最终会导致头痛难忍。

工作忙碌、压力巨大的职场女性们最容易忽略自己的身体需要，而长期对自己照顾不周、过劳以及有抑郁倾向的女人更容易出现头痛问题。头痛就像一个无孔不入的小魔鬼，想要赶走它，就要学会自我减压，消除紧张情绪，保持心情放松，在紧张工作之余也要懂得享受生活。

预留时间，向瑜伽求助

面对压力，女人更容易头痛，最好的方式是调整生活节奏，每天给自己留点时间。或者，向瑜伽求助，利用冥想减轻压力、舒缓情绪，头痛会有所缓解。预感头痛将要发生的瞬间，闭上眼睛，轻轻抚摸脸庞、头皮和后颈，想象从脚趾尖到头顶所有部位完全放松。如果你很难放松自己，可以去做个专业SPA。按摩可以疏通经络，再配上各类花朵精油，疼痛会有所减轻。

头痛的和平解决之道

在办公时间里，每隔1小时可暂停手中的工作，坐直身体，垂下双肩，慢慢挺起胸，闭上眼1分钟，有规律的深呼吸。每工作几小时后休息一下，享受一下自然光，让眼睛从人造光中得到短暂休息。经常检查一下坐姿，适当地做一些伸展运动，转转头部和脖子，会使你感觉到放松，同时血液也能在脑部顺畅地流通呢。头痛时不要乱吃止痛片，那只令人对痛的感觉变得迟钝、损伤脑部神经，却解决不了根本问题。

拒绝久坐不动，注意保暖

受凉容易导致头痛，在饮食和穿着上要格外注意。平时多注意运动，促进血液循环，尤其是要保证上半身不能着凉。同时尽量避免长时间保持同一种姿势。紧张性头痛和肩颈酸痛息息相关，因此也可以在改善肩颈酸痛方面花些工夫。可以用热毛巾对肩颈周围进行热敷，也可以通过轻轻按摩太阳穴或前额发际线周围来促进头部的血液循环。

按时吃饭，选择好食物

当你感觉到饥饿时，大脑就会对饥饿信息做出反应，命令你的身体释放出肾上腺素来获取体内的糖分，以维持机体运转。而大量的肾上腺素正是导致头痛的原因。因此，不要总是等到饥肠辘辘的时候才去吃饭，也不要只靠吃一顿饭来储存能量。

如果头痛突然来临，也要注意是否是C类食物引起的头痛。C类食物包括：巧克力、奶酪、干红葡萄酒、咖啡、柑橘等。这些看上去再健康不过的食物，却具有很明显的刺激偏头痛发生的作用。平时多吃含泛酸多的食物，它除了能维持自律神经的正常运作外，还含有对抗精神压力的有效成分，如甘薯、动物肝脏、豆类、锦葵、菠菜、牛奶等。

瑜伽攻略之最佳体式
婴儿式

最佳练习时间	午后2点、睡前
最佳练习次数	2次
方便系数	★ ★ ★ ★ ★
呼吸方式	腹式呼吸

长时间面对电脑，大脑供血不足，肩颈酸痛容易引起头痛。婴儿式通过对肩颈部的完全放松，能有效地改善因肩颈酸痛引起的头痛现象；当头触地面、上半身紧贴双腿时，心脏会持续不断地给大脑供给养分，也能有效改善因大脑供血不足引起的头痛。

导师提示

痢疾、腹泻、膝盖损伤患者及孕妇不要练习此式。臀部尽量向后自然坐于脚后跟，使颈椎到尾椎整个脊椎以及神经都能得到放松按摩。

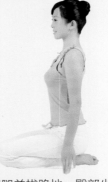

1 双腿并拢跪地，臀部坐于脚后跟上，腰背挺直，双手自然垂于身体两侧，吸气。

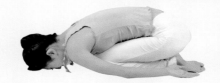

2 呼气，上身向前，腹部贴在大腿上，前额触地。双手垂放于身体两侧，掌心向上。让肩膀放松，自然下沉。

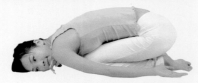

3 一面面颊贴向地面，这是一个休息的姿势，可以停留在此姿势30秒或者几分钟。然后，做另一侧的练习。

四 | 卸下精神压力，做解救自己的女神

股市狂跌、物价蹿升、全球金融危机，部分人群紧张的神经快要崩溃，压力也像热浪一样席卷而来。处在经济不景气中的你，是否也被这种不良的情绪感染？情绪会传染，压力也会被传递。我们必须练就强健的心理承受能力，在困境中寻突破，如太极般柔韧地化压力为动力。

我们都过着忙碌的生活，却总不能给自己足够的时间放松，这就使压力成为危害健康的老生常谈的问题。心理学家提醒我们，不要让压力困扰你太久，否则会对身体健康造成极大危害。疲惫、头痛、胸闷、感冒、肠胃疾病、妇科疾病等，都会不知不觉找上门来。那么，该如何减压呢？聪明的女人应该学会以下几点。

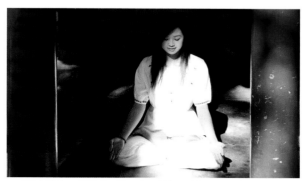

▲ "动以生阳，静以养阴"，女子养颜，瑜伽冥想具有一定功效。

第一，对压力成瘾的状态有清醒的认识

不要认为压力只是来自于外部世界，压力往往来自于内心，当我们意识到自己压力成瘾时，不妨立刻停止手上的工作，给自己几分钟的时间，心里默念"我不做，看能把我怎样"几遍，这样我们会发现，情况并不像想象的那样糟糕，即使我们停下来，周围世界依然照样运转。

第二，分清问题的轻重缓急

把生活中压力的源泉罗列出来，并依据让我们发愁的轻重缓急排个次序，逐条分析能采取的措施。巨大的压力来自于有些人把一些很远的或是很次要的事情都搬到眼前来做，比如下周末郊游需要帐篷，非要在今天去超市把它买回来吗？

第三，别拿放纵当放松

女人压力大的时候总喜欢将不满和紧张发泄到无限的购物中去。将过度购物作为舒缓压力的方式并不可取。一时的快感，也许会换来我们一个月的内疚，同样，将压力诉诸食欲的办法也是不可取的。

第四，转移注意力

每天抽出一小段时间留给自己，用于聊天、听音乐或者是锻炼身体，这些都是舒缓压力的好办法。坚持定期运动和健康饮食，是我们抵御压力的最好基础。但大家往往最后才会想到它。许多人认为，把时间花在这上面倒不如去多洗一件衣服，因为后者似乎更能体现自己的贤淑，但你要明白，放松状态下的你传递给家人的快乐是一件干净的衣服远远无法比的。

一位有名的德国哲学家说过，知道哪些可以改变并尽力去改变是一种智慧。而知道哪些无法改变而去欣然接受是另一种智慧。适时采用第二种智慧，可以使你的人生避免很多失意、挫折和精疲力竭。缓解压力只在一念之间，知道自己想要什么、明确目标、调整心态、寻找事业和生活中的平衡、学会放松和享

受，事业就可以成功，生活也可以很轻松。我们提供一些减压的小偏方，可以在压力来临时，灵活选用。

偶尔哭泣并非是弱者

是谁说的，女人要征服、成功、幸福，第一步要做的就是和眼泪说再见？我们又不是镶嵌在玻璃框中的蒙娜丽莎，能保持永恒的神秘微笑而又不会面部痉挛。作为一个女人，哭泣是我们的权利，哭泣更能缓

解压力。哭是天性，就像心脏搏动、肾脏排泄一样本能，像叹息、打喷嚏一样自发。从心理学角度评价，一场痛哭其实是一次最好的心理调整。如果泪水不能释放，我们就会处在一种完全没有必要的压力之中，身体很容易受到焦虑的负面影响，包括免疫力下降、记忆力损坏、消化能力减弱。让情感抒发出来要比深深地埋在心里有益得多。

瑜伽攻略之最佳体式
风吹树式

最佳练习时间	早上6点、傍晚7点
最佳练习次数	2次
方便系数	★★★★★
呼吸方式	腹式呼吸

与其用疯狂购物、暴饮暴食等物质手段来缓解压力，不如从精神上寻找解决之道。风吹树式能有效缓解精神压力，最适合忙碌的办公一族。练习时想象下半身是一棵树桩，上半身随着呼吸，有节奏地伸展与弯曲，就像是一棵在风中摇曳的小树。这个体式能帮助练习者调整呼吸，迅速进入一种宁静、祥和的状态，缓解压力。

导师提示

弯腰到极限时，一定不能屏气，调整顺畅自然的呼吸，保持2~3个呼吸周期，再做另一侧的练习。练习时眼睛持续地盯着一点，有助于保持身体平衡和心情平静。

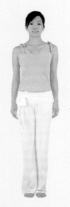 1 基本站姿站立，双腿双脚并拢，双手自然垂于体侧，腰背挺直。

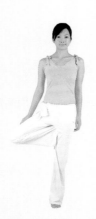 2 屈右膝，将右脚掌放在左大腿内侧，右膝向外打开，使髋部平行。

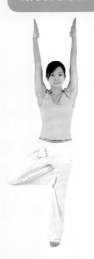 3 吸气，双臂竖直上举，向上方无限延伸，掌心相对。

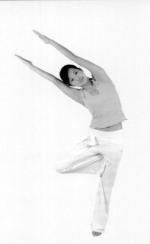 4 呼气，身体向右侧弯腰到极限，眼睛看向前方，边吸气，将身体回到正中，做另一侧的练习。

生活冥想，让灵魂游荡一会儿

瑜伽和冥想是放松心情的减压方式。其实，生活中的冥想更简单，通过想象，训练思维"遨游"，如"蓝天白云下，我坐在平坦、绿茵茵的草地上"，"我舒适地泡在浴缸里，听着优美的轻音乐"，等等。在短时间内放松、休息，让自己的精神得到小憩，你会觉得安详、宁静与平和。

10次腹式深呼吸

当压力堵塞胸口，让你的精神和呼吸都感觉不自在的时候，你应该马上放松身体，轻闭上双眼，进行腹式深呼吸。吸气时，气体直达胸臆，充盈腹部，感觉自己整个腹腔扩张，人和身体达到一种饱和状态；呼气时，把腹腔和胸部的所有气体都呼出体外，仿佛前胸贴后背，身体里不留一丝废气。当压力来临时，马上进行10次深呼吸，就能停止去联想所有糟糕的景象，把所有仿佛无从下手的事情，暂且先放下。

瑜伽攻略之最佳体式
鱼式

最佳练习时间	早上7点、午后2点
最佳练习次数	2次
方便系数	★ ★ ★
呼吸方式	腹式呼吸

大部分压力来自于内心，那么解决压力也应该从自身着手。鱼式可以扩展胸部，伸展脖颈，能使呼吸深长、顺畅。深远绵长的呼吸能迅速帮人平复各种不宁的心绪，使人变得安静温和，从而达到缓解压力的目的。同时，鱼式能改善肩背部的血液循环，改善上背部的肌肉僵硬，使人的身体放松，压力减轻。

> **导师提示**
>
> 头顶轻轻着地就好，不要使颈部过度后仰，有颈部问题或者头晕症状的人，头不要向后仰。初次练习时可以只练 1 次，逐步递增到 2 次，并保持此动作 2~3 个呼吸周期。

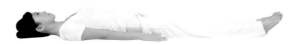

1 仰卧，平躺在地上，双手放于身体两侧。

2 上身向后仰，用前臂和肘部支撑身体，吸气，胸部向上高高抬起，边呼气，边抬起背部，将头顶百会穴着地，整个背部完全离地。

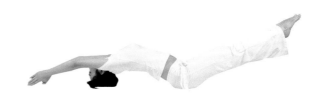

3 吸气，双手于胸前合十，拇指相扣，慢慢向头部上方的地面伸展。双腿抬离地面，双臂、双腿抬高与地面呈30度角。

4 做此姿势时要深呼吸，胸尽量扩张。呼气，还原。

五 | 远离神经衰弱,做平衡清心美人

"我白天打不起精神,晚上睡不着""有时候莫名其妙地兴奋,有时候情绪激动得让同事以为我是外星人""我记不住同事的名字,记忆力下滑"……大家有没有诸如此类的症状?这些症状是身体发出的警报,别不以为然,可能是神经衰弱的前兆哦。

神经衰弱是指由于某些长期存在的精神因素引起脑功能活动过度紧张,从而产生了精神活动能力的减弱。神经衰弱的患者易于兴奋又易于疲劳,并常伴有各种躯体不适感和睡眠障碍。

现代医学认为,超负荷的体力或脑力劳动会引起大脑皮层兴奋和抑制功能紊乱,导致产生神经衰弱综合征。中医认为,七情即喜、怒、忧、思、悲、恐、惊,过度一样会诱发疾病。

精神因素是造成神经衰弱的主因。凡是能引起持续的紧张心情和长期内心矛盾的一些因素,使神经活动过程强烈而持久地处于紧张状态,超过神经系统张力的耐受限度,就会发生神经衰弱。过度疲劳而又得不到休息,对现实状况不满意,或者经常改变生活环境而又不适应……这些因素都会导致过度紧张。

预防神经衰弱,最重要的是要做到劳逸结合、适度用脑和睡眠充足。参加一些体力劳动,从事体育锻炼,增强体质,也对防止神经衰弱有一定作用。一旦出现神经衰弱症状,就要配合医生,努力查明与发病有关的心理因素,并加以解决。同时,任何药物的对症治疗应在医生指导下进行,不要乱吃安眠药之类的镇定药物。

烦躁、紧张、抑郁……不良情绪困扰着现代社会中的大部分人,特别是每天都要面对高度压力与挑战的白领一族,这些情绪几乎成为他们惯常的一种心理状态;头痛、失眠、嗜睡、疲惫……无法摆脱的心理疾病成为威胁白领生理健康的隐患。神经衰弱就是长期紧张、压力等状态下的产物,我们需要学会以下几招,让神经坚强起来。

多听优美的音乐

音乐主要影响人的中枢神经系统,能使大脑皮层出现新的兴奋灶。此外,音乐还能促进消化道的活动,影响心脏血管系统,使血脉畅通,加速排出体内废物,有助于疾病的康复。目前,医学专家经常将"音乐疗法"用于治疗神经衰弱。因此,职业女性不妨试试,在工作之余多听听抒情、优美的音乐。

打破神经衰弱的恶性循环

有些姐妹想用人为的努力直接消除神经衰弱症状,如注意力不集中、失眠、烦恼等。但人为的努力不但无效,反而会越发固定注意力,造成症状越来越重。要想打破恶性循环,需做到:不把注意力集中于这些症状,不去有意识地直接消除症状。像正常人一样工作、生活,要逐渐增加做事的种类,加大脑力消耗。

改善睡眠质量

保证充足、良好的睡眠是诊治神经衰弱主要而有效的办法，做到临睡前不要进食、不饮用具有兴奋作用的饮料、不睡觉时尽量不进入卧室、没有睡意不上床。有些人因害怕失眠而提早睡觉是不可取的。临睡前最好避免与室友争论问题或想一些事情，上床前用热水泡泡脚，促进周身血液循环，对顺利入睡也会有所帮助。

有效的饮食疗法

猪蹄： 猪蹄中的胶原蛋白由众多的氨基酸组成，对中枢神经有镇静作用。食用猪蹄有利于减轻神经的过度兴奋，对神经衰弱有改善作用。

蜂蜜： 有镇静和安眠作用，能调节神经系统，使人易于入睡。

豆制品： 可使脑细胞膜变柔软，有利于细胞之间的联系，有增强记忆力、改善脑功能的作用，对神经衰弱有较好的疗效。

瑜伽攻略之最佳体式
铲斗式

最佳练习时间	傍晚7点
最佳练习次数	2次
方便系数	★★★★
呼吸方式	腹式呼吸

气血不活、疲劳体弱容易让姐妹们神经衰弱。铲斗式能促进血液循环，兴奋脊柱神经，疏通气血，避免因气血不活引起的神经衰弱。同时，这个体式能锻炼到背部、髋部的肌肉，轻柔按摩内脏器官，有助于消除疲劳，增强人体活力，缓解因疲劳引起的神经衰弱。

导师提示

患有眩晕症或高血压的人，最好不要练习此体式，否则会加重病情，影响健康。颈部要放松低垂，不要绷紧上抬，否则易造成损伤。以惯性前后摆动上身，使脊椎更好地放松。

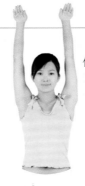

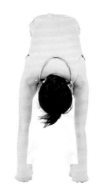

2 弯腰时呼气，双手抓前脚掌，身体尽量放松。

1 两脚张开，与肩同宽，双臂上举。

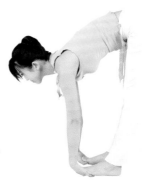

3 吸气，回复到挺身站立的姿势，双臂依然高举过头顶，呼气时弯腰向下，重复此动作。

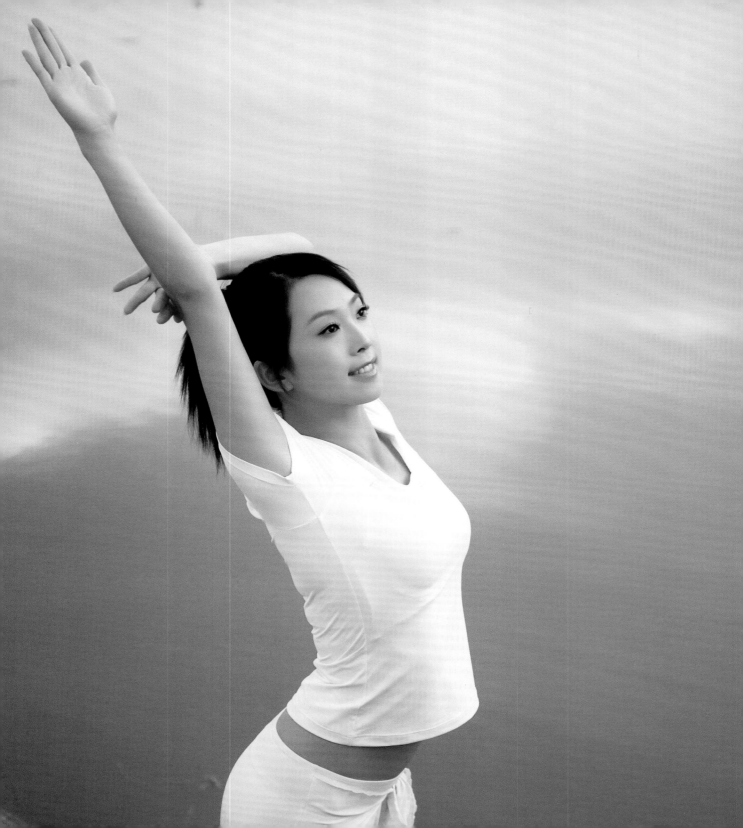

六 | 增强免疫力，
不让亚健康损害美丽

你知道吗？压力过大，心情长期处于烦闷、郁闷的状态中，会造成免疫力低下。而且科学研究发现，当我们处在心理压力之下时，免疫系统的力量不足以抵御传染病的侵袭。也就是说，任何一场传染疾病都能将你击倒，你可真的不能把心理压力问题不当一回事儿！

通常说的人体免疫力就是我们的身体在面对外来侵害时的抵抗能力，比如无处不在的细菌、顽固不化的病毒等向你进攻时，你身体的防御能力。知道吗？人体免疫力来自免疫系统，免疫系统由免疫器官、免疫细胞及免疫因子组成。免疫细胞、免疫因子分布全身，川流不息，形成一个相互制约的网络，主宰人体的免疫功能——抵抗细菌和病毒入侵，清除体内损伤变性及衰老的细胞，清除体内代谢废物，维持体内环境的稳定。

而心理因素对免疫力系统的伤害不容忽视，担心、失望、愤怒等不良的情绪，都会对免疫系统造成伤害。压力与强烈的负面情绪会刺激交感神经，使人产生"战或逃"的生理反应，引起血管收缩、血压上升、心率加快、肌肉紧张、代谢加快、手心冒汗、呼吸短促并消耗大量能量。最严重的是，它还会产生大量的自由基而损害健康。另一方面，肾上腺皮质为了平衡稳定上述激烈的生理反应而分泌可的松，而不幸的是，可的松会抑制免疫细胞的活性而使免疫力降低。更严重的是，心理压力现已成为包括癌症、心脏病、高血压甚至糖尿病等多种疾病的诱因。因此，为

了我们的身体更健康，一定要保证心灵的健康哦。

从健康的立场来看，好习惯才有好的免疫力，好习惯才能让我们的免疫系统正常工作。不要小看洗手、穿衣、居室环境等细节，因为再小的问题，日积月累，也可能变成大的健康隐患。

充足睡眠，给免疫力充分的缓冲时间

睡眠与人体免疫力密切相关。睡眠时人体会产生一种胞壁酸的睡眠因子，此因子促使白细胞增多，巨噬细胞活跃，肝脏解毒功能增强，从而将侵入的细菌和病毒消灭。人进入睡眠状态后，各种有益于增强免疫功能的作用过程便随即开始，所以每日的睡眠最好保持至少8小时。

慢进餐，强健脾胃

如果总是在嘈杂的环境、匆忙的气氛中进餐，势必会影响你的消化系统。因此，每天至少在晚餐时，边享受美食边欣赏轻缓的音乐，对帮助消化、强健脾胃、提高免疫力都很有帮助。

多洗手，不感冒

手是病毒的主要传播途径。以感冒病毒为例，它在手帕上能存活1小时，在手上却能存活70小时。感冒患者擦鼻涕、挖鼻孔时，病毒依附在手上，通过与人握手，触摸门把、电话、桌椅等传播。因此预防感冒和其他很多传染病的一个重要方法就是勤洗手。值

得提醒的是，不要过度使用含抗菌成分的清洁用品，因为这些产品本身就可能是抗药性微生物的来源。

每天坚持有氧运动

在饮食、睡眠之外，运动也是构筑良好抵抗力的重要组成部分。如果人每天运动30～45分钟，每周5天，持续12周后，免疫细胞数目会增加，抵抗力也相对增加。而运动的类别则以中轻度有氧运动为佳，而且要经常进行，这样不仅能提高免疫力，还能缓和情绪，缓解压力。

调节情绪保持乐观

增强免疫力的最后一剂良方，就是保持心情的愉快与内心的平衡，这与我们的免疫系统健康息息相关。免疫力与人的情绪其实关系密切，敌视、悲痛、失落、忧愁等消极情绪都能导致人体免疫力下降，而开朗活泼的性格、愉快的情绪则会提高人体免疫力。因此，人只有在内心平衡愉悦的状态下，免疫力才是最强的。

瑜伽攻略之最佳体式
半蝗虫二式

最佳练习时间	上午8~10点
最佳练习次数	2次
方便系数	★★★
呼吸方式	腹式呼吸

良好的身体素质和内脏机能是拥有良好免疫力的保障。半蝗虫二式能强化腰部、臀部、下腹部、大腿和脚部的肌肉，通过锻炼和增强身体素质来达到强化人体免疫系统的目的。同时，这个体式还能强化脊椎骨神经、增强内脏机能，由内而外提高人体免疫力。

导师提示

上举的腿部要尽量向上和向外伸出，从而充分拉伸腰部。脚尖用力带动腿部高高抬起，不要把重力完全施加于下巴或手部。

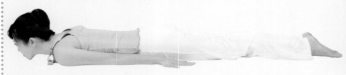

1　俯卧，下巴抵住地面，双手手掌贴地放在身体两侧。

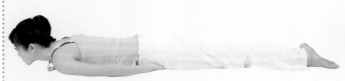

2　掌心向内侧反转向上，手掌半压在大腿根部，托起胯部。

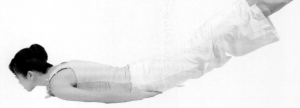

3　吸气，双腿慢慢上抬并分开，收紧腰背肌肉，以骨盆和腹部支撑身体，保持几秒钟。呼气，双腿落地慢慢还原到初始姿势。

七 | 缓解烦躁情绪，心情平静才能淡定从容

你是不是总是感到莫名烦躁？是不是常无故发脾气？又或者一件很小的事就能让你失声痛哭？浑身不舒服，又不知道哪里不对劲？甚至连准时来临的"大姨妈"也出现异常，不是迟到，就是提前来报到……都是烦躁惹的祸。

长期的烦躁不安给我们的美丽和健康带来很大的危害。首先，对神经系统的危害，会造成失眠和精神恍惚，影响正常的工作和生活，长期如此，激素分泌紊乱，会造成更年期综合征的提前到来。其次，对内脏系统的危害，使肝气郁结，全身气血循环不畅，加重黄褐斑的生成。再次，对人体免疫力的危害，使人免疫力下降，增加多种疾病的发病率。最后，对心血管系统也造成危害，一方面影响人体的气血循环，引起痛经和月经不调等，另一方面会使人血压升高，导致心脏病患者突然发病。

具体而言，生活中诸如头痛、头晕、心悸、全身乏力、记忆力减退等都有可能是因为"心烦"而引起的。不仅让女人的肤色黯淡无光，也让一个美女失去了本有的魅力。因此，如果你动不动就烦躁不安，就一定要调整好自己的情绪，可以听听音乐，练练瑜伽，或者去感受大自然的美好，这些都能帮助你解除烦躁。

冷水敷面能"降火"

人的头面部有着丰富的末梢神经，当面部组织受到冷刺激时，可以反射性地抑制交感神经的兴奋。当

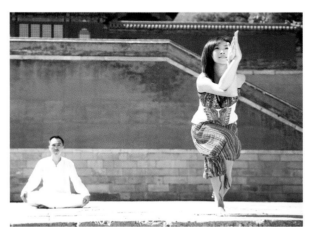

▲ 和矫林江导师在印度。他打坐冥想，我练鸟王式，吸引了不少印度人围观……

你发火动怒、心情烦躁时，可以用冷水敷面来稳定情绪。具体方法是：用凉水浸湿毛巾，或将湿毛巾放在冰箱里冻一会儿，然后敷于面部。一般不到1分钟，心率即开始减慢，血压下降，情绪也就逐渐地平稳下来。

多吃有助于稳定情绪的食物

女人在经期前都容易烦躁不安，可多吃一些含糖量高、含脂肪低的食物。碳水化合物类食品能增加脑血清素水平，减少不良情绪反应。少食多餐，摄取充足的蛋白质和谷类食物，及丰富的新鲜蔬菜和水果，多吃些苦味食品，如苦瓜、苦菜、绿茶等，它们可以使紧绷的神经松弛下来，并有助于大脑皮层消除疲劳。同时要戒掉刺激性饮料，如咖啡和酒等。

运动是最好的兴奋剂

运动是最自然的疗法，就是让人动起来，主动治疗自己，修补和平衡自己的心理，让心灵更健康。运动时垂体分泌的相关激素，改变的不仅仅是肌肉，还有心情。运动还能治身，更能治心。为自己的肢体上发条，绷紧的思绪放松了，心头压力释放了，感受前所未有的愉悦快感。

给肌肤一场甜蜜的睡眠

情绪烦躁需要宣泄，而焦躁的肌肤其实也有同样的渴望。给肌肤一个甜蜜的睡眠吧，因为那里就是肌肤拼命宣泄的理想天地。

瑜伽攻略之最佳体式
战士一式

最佳练习时间	上午8点、傍晚7点
最佳练习次数	2次
方便系数	★ ★ ★ ★
呼吸方式	腹式呼吸

烦躁的女人肯定没有好容颜，经常扭曲着五官，脸上是不耐烦的表情，即使长得再精致，也会让人倒胃口。战士一式通过扩展胸部，使呼吸变得均匀而绵长；

通过收缩腹部器官，按摩肝脏；通过活动脊椎、双肩等促进血液循环，从而安抚烦躁的情绪。

导师提示

打开双臂，平衡身体的同时双臂应平行于地面成一条直线。身体重心在两胯之间，不在腿部，以免腿部肌肉过度受力，产生酸麻感觉。

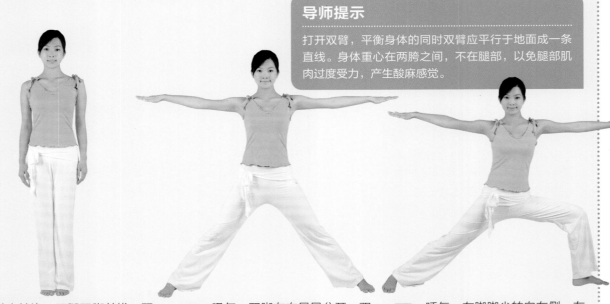

1 基本站姿，双腿双脚并拢，双手自然垂于体侧，腰背挺直。

2 吸气，双脚左右尽量分开，双臂侧平举，向左右侧延伸。

3 呼气，左脚脚尖转向左侧，左腿深蹲弓步，上半身朝向正前方。然后放松，做反方向的练习。

八 | 改善失眠症状，
让优质睡眠养护容颜

每天晚上你总是辗转反侧，睁眼到天亮。每天早上起床，对你都是一场艰苦卓绝的抗争……我们很多人每天都在经受着失眠的困扰，并因此疲惫不堪。而这也许都源于我们把心理因素带入了睡眠，也许，"放下"才能拥有香甜。优质的睡眠中，身体会对各个出现问题的部分进行自动调整，睡眠较差，相当于每天身体"充电"后都处于"半饱"状态，久而久之，身体就提前衰老。

失眠是睡眠时间的减少和睡眠质量的降低，进而导致白天工作效率的低下。长期的慢性失眠可以导致严重的心理和生理方面的功能紊乱，心理性失眠的患者通常会表现出心烦意乱、抑郁和焦虑以及注意力不集中等症状，学习和工作受影响。严重的可以导致一些身体疾病的发生。

我们睡不好、失眠到底是什么原因造成的？中医告诉我们，首先是压力过大，情绪过于紧张。心里想着事情的时候，无论事情是喜、怒、悲、思、恐中的哪一项，都说明我们的五脏六腑还在被强迫着"加班"，即使某些脏器已经很疲累，也不能独自休息，在恶意透支中，失眠就来光顾。

其次是肠胃不适。睡眠时，要有充足的血液流向心和脑，才会有好的睡眠。如果有不良的生活习惯，如晚餐过饱、睡前饮茶、饮咖啡和吸烟等，胃里的食物没有消化而减少供应心或脑的血液量，就容易失眠。或由于工作和娱乐形成生理节律紊乱性失眠。

经研究表明，大概80%以上的失眠都是心理上、精神上的压力造成的。抑郁和焦虑是失眠的重要原因。心理专家建议，如果我们的内心能够做到真正的"放下"，也许才是摆脱失眠的良方。如果我们总是不愿放下，不愿抛开，抓住一切东西不放，就很难进入梦乡。

睡眠是人类最自然、最便捷的美容方式。充足的高质量睡眠是女人拥有美丽的法宝。好的睡眠不仅有利于养颜，更有利于我们身体的健康。睡得安稳不仅需要心情的平稳，也需要饮食、按摩等辅助手段来成就一段香甜梦乡。

少量食用助眠晚餐

晚餐少吃容易让胃不安稳的食物，如大豆等产气食物、高油脂的肉类及蛋糕点心等。晚餐尽量安排在晚七点以前，最迟也要在睡前3小时进食，少吃一点清淡食物。如果睡前感到饥饿，可以喝点热甘菊茶、牛奶，吃点燕麦饼干。需要注意的是，不要吃太甜的东西，甜品容易使人紧张。

听音乐深呼吸吐纳

音乐的节奏、旋律、音色、速度、力度可以影响人的情绪变化，所以用不同情绪的乐曲能诱发欣赏者产生相应的情绪。舒缓的民乐和轻音乐，可以使我们情绪平稳、放松、安静，消除不安和烦躁的情绪而安心入眠。如果还是难以入睡，听音乐的同时，可以做深呼吸。用5秒钟吸气，然后屏住呼吸5秒钟，最后呼气，重复3次。这个动作可以产生令人放松的物质——内啡肽，从而让大脑尽快平静下来。

按摩助睡眠

睡前阅读、洗温水澡等，都有助于平静你的心情。如果还感觉睡意不足，可以按摩几个手部和头部的穴位。

神门穴：在手掌侧的掌横纹上，偏向小指一端的凹陷处。两手各一。用拇指指尖垂直按压穴位，每次3~5秒，直至产生睡意为止。

太阳穴：额头两侧，从眉毛末端和外眼角末端的中央，再向后移一指的凹陷处。用两手中指在太阳穴上轻轻按压。每次3~5圈，进行3~7次。

百会穴：头顶正中央。用左手掌或右手掌紧贴百会穴旋转，一周为一拍，共做32拍。

印堂穴：位于两眉之间。用中指进行轻度垂直按压。每次3~5秒，直至产生睡意为止。

不要强迫入眠

在真正感到困的时候再去睡，不要为了强迫自己准时睡觉而早早爬上床。给自己规定一个固定入眠时间，如23:30，然后提前半小时去做些简单而轻松的事情，读一本枯燥的书、听听旋律缓慢的音乐、打开收音机听听广播。切记：不要做会让情绪激动的事，如看电视、打游戏等，这些都会使你更加清醒。

要遵循健康睡眠的"20分钟规则"。入睡和苏醒一样，都有一定的节奏，如果你躺下20分钟还无法入睡，不要焦虑，越焦虑，反而会越清醒。起床做点别的事情，有睡意时再躺回床上。

瑜伽攻略之最佳体式
仰尸式

最佳练习时间	午休前或临睡前
最佳练习次数	1次
方便系数	★★★★★
呼吸方式	腹式呼吸

男人靠吃，女人靠睡。如果睡眠质量无法保证，经常睁着眼睛数羊到天亮，容颜也自然不用提了，肯定会憔悴不堪。仰尸式是一种躺着休息的姿势，它有利于缓解一天的紧张，使全身紧绷的肌肉放松，从而进入休息的状态，有效消除疲劳。睡前做仰尸式体位练习，有利于进入深沉的睡眠。

1 仰卧，闭合双眼，四肢自然伸直并拢，调整为腹式呼吸。

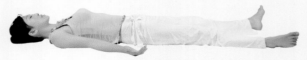

2 双脚自然分开，与肩同宽，脚尖自然打开。双手掌心向上，手臂自然向外打开。头部轻轻左右摇摆，找一个舒适的点停下来，意识由下至上，放松身体的每一个部位，保持5~10分钟。

导师提示

心静比身静更难掌握，因此这个看上去最简单的体式也是最难掌握的体式之一。首先放松全身肌肉，然后逐渐达到神经上的放松状态。

九 | 拒绝焦虑来访，
让身心时刻洒满阳光

我们都知道什么是焦虑，在一次重要的考试之前，在你第一次和异性约会之前，在你的老板大发脾气的时候，在你知道孩子得了某种疾病的时候，你都会感到焦虑。焦虑并不是坏事，焦虑往往能够促使你鼓起勇气，去应付即将发生的危机。适当的焦虑可以催人奋进，但过多的焦虑只会令身心健康受到影响。

据统计，普通人群中约有5%的人患有不同程度的焦虑症，而女性相对男性更容易焦虑，可能基于自身的生理与心理构造，女性较缺乏安全感，对很多事情容易紧张、不安，由此形成焦虑。

焦虑是一种复杂的心理，它源于对某种事物的热烈期盼，由于担心失去这些期待和希望，因此形成了焦虑心理。这种心理不仅影响到一个人的内心活动，如烦躁、压抑、愁苦等，还常常外显为行为方式，主要表现为不能集中精神工作、坐立不安、失眠或从梦中惊醒等。适度的焦虑对健康非但是无害的，甚至还可以使人在应急状态下提高警觉度，使我们在为人处世方面做到更好的应对。只有当焦虑的程度及持续时间超过一定的范围时才构成焦虑症状，这会起到相反的作用——妨碍人应付、处理面前的危机，甚至妨碍正常生活。

一般来说，如果对某一事物，比如学习、工作的担心超过半年，就构成了焦虑症。焦虑症的症状，通常是患者表现出焦虑、恐慌和紧张情绪，坐卧不宁，缺乏安全感，整天提心吊胆，对外界事物失去兴趣。

严重时有恐惧情绪，对外界刺激易出现惊恐反应，常伴有睡眠障碍和自主神经不稳定现象，如头痛、入睡困难、做噩梦、易惊醒、面色苍白或潮红、胸闷、心跳、易出汗、四肢发冷、眩晕、心悸、便秘或腹泻等。

什么是焦虑的外在表现？怎样去判断？怎样去改变焦虑的状况呢？经研究，焦虑在很大程度上跟人的思维方式有关，焦虑者很容易用负面的思维去思考问题。因此，建议各位女性改变导致焦虑的思维方式。

焦虑者的外在表现

身体紧张：常常觉得自己不能放松下来，全身紧张。面部绷紧，眉头紧皱，表情紧张，唉声叹气。

自主神经系统反应性增强：焦虑症患者的交感和副交感神经系统常常超负荷工作。患者出汗、晕眩、呼吸急促、心跳过快、身体发冷发热、手脚冰凉或发热、胃部难受、大小便过频、咽部有阻塞感。

对未来莫名的担心：焦虑症患者总是为未来担心。他们担心自己的亲人、自己的财产、自己的健康。

过分机警：焦虑症患者每时每刻都像一个放哨站岗的士兵，对周围环境的每个细微动静都充满警惕。由于他们无时无刻不处在警惕状态，影响了他们干其他所有的工作，甚至影响他们的睡眠。

改变焦虑的思维方式

焦虑是否有效：首先问你自己，你的焦虑是否有效。你的焦虑是否会在未来一两天带来一系列行为？你会做些什么来消除这种焦虑？它会一项项地发展下去吗？如果不是，便是无效的焦虑。

期望和挑战：问问自己，你的期望是什么，挑战又是什么。用30分钟写下你的焦虑，然后放在一边，这样你就不会整天都闷闷不乐。

焦虑的必要性：看看你在焦虑什么。你非得要完美吗？你非得比任何人都出色吗？非要知道这些信息吗？非要减肥不可吗？

结果没那么可怕：焦虑者倾向于认为失败是灾难性的，他们往往相信如果他们想到失败，他们就会失败。其实，人们担忧的绝大多数事情往往可能有相当积极的结果。

活在当下：试图不去设想未来，不去编造可怕的景象。焦虑者的问题之一是他们永远生活在从来没有出现的未来。最好的办法是尽情享受此时此刻。

瑜伽攻略之最佳体式
全骆驼式

最佳练习时间	傍晚6点
最佳练习次数	1次
方便系数	★★
呼吸方式	腹式呼吸

美貌打折扣，工作不如意，家庭的小吵闹……让你焦虑的事情太多了。全骆驼式通过作用于肩部、背部、腹部和头部等区域，加速全身血液循环，使血液中血红蛋白含量得到提升，为脑部补充活力，从而使脑部区域中的神经系统得到平静。另外，这个体式能使肌肉活动得到改进，通过放松全身肌肉群来达到缓解焦虑症状的目的。

导师提示

为了保护腰背，用手护住腰部，让身体慢慢下压。高血压患者或者脊椎有问题的人，在练习这个体式之前请咨询医生。经期不要练习这个体式。

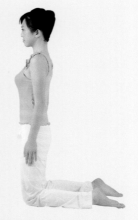

1 跪立，双腿分开与肩同宽，腰背挺直。

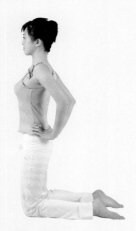

2 双手扶住后腰。

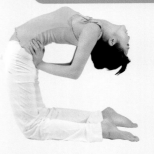

3 吸气，身体慢慢向后仰，胯部前送，大腿垂直于地面。

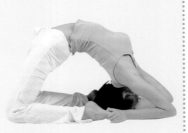

4 呼气，双手臂伸展，手指逐渐滑向脚尖，头顶和前臂放在地上，手掌扶住双脚，然后还原。

十 | 缓解紧张情绪，舒展身心做恬静美人

都市生活节奏密集而紧张，压力如同一张网，我们身在其中。作为女人，面对家庭、事业，我们希望能处处妥贴。可高压之下，我们不免会紧张，没有了从容淡定，没有了平和安宁，也没有了如花容颜。而放松能够让身体的细胞休息、充电，延缓老化，让大脑有更多灵感，从而滋养心灵。

紧张、压力往往会以以下三种"症状"出现，一是"身体症状"，如便秘、颈椎病、头痛、腰酸、月经不调等；二是"行动症状"，如疯狂购物、酗酒、暴饮暴食等；三是"精神症状"，如急躁易怒、郁郁寡欢、歇斯底里等情绪。紧张，会使交感神经的作用过强，导致血管收缩，血压上升；同时也会使血流不畅，引起身体发冷、僵硬等。

紧张导致的终极后果是肥胖和衰老。女人一旦紧张，身体各部位的肌肉、骨骼也会同时紧绷起来，渐渐压迫肌肉内所包含的血管、淋巴、神经与经络各系统，导致血液和淋巴液循环出现障碍、人体自体修复功能受限。因为人体维持生命动力的来源便是血液循环系统的营养供应以及废物代谢，所以当新陈代谢变得日渐缓慢的时候，最终会导致两大后果：能量无法及时消耗或无法吸收，造成过度肥胖或极度消瘦；身体器官得不到血液的滋养，造成根本性的衰老。

对于生活品质的追求，每个人的标准都不同，但相同的是要面对自我，倾听自我。给自己的心灵放个假，生活张弛有道，用心关爱自己的身体，这才是聪明女人取悦自己的最好方式。

让心灵休息一下

要想让自己的心宁静下来，首先要学会自己主动控制这个过程。比如，注意一下你的额头，然后去放松它。你就会感受到，在你主动放松前，额头是一直处于紧张状态的。然后再去放松一下大腿肌肉，你马上也会意识到，在你放松大腿时，腿部肌肉才一下子被松弛下来了。要用心关注你的行为和情绪，用你的真诚去呼唤它，同它"商量"，请它摒弃烦恼、焦虑和不安，当这种沟通不顺畅的时候，我们就要学习借助外部因素来帮助它，如散步、唱歌、同朋友聊天等。

精油是上天赐予女人的珍品

精油似乎只为女人而诞生，从远古到今天，精油一直在守护女人的健康与幸福。放松、镇定、舒缓、

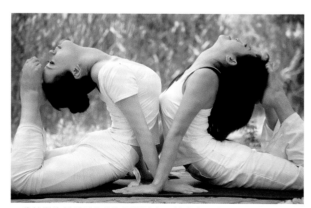

▲ 我的学生晶晶是北京舞蹈学院大三的学生，中国民族舞专业。她只用一个月就掌握了一百多种瑜伽体式，再高难度的体式也难不倒她。

疏导是芳香精油擅长的效能。让每一寸肌肤都浸泡在温暖芬芳的幸福温泉中，感受自己是最幸福的女人。深深地呼吸，陶醉在芳香的空气中，接受身、心、灵的洗礼，内心变得更加平和淡定，自信健康。

适当发泄，找到情绪出口

别以为紧张是小事儿，淤积在心里也会酿成大祸。因此，有情绪压力的时候一定要找到释放的渠道。可以提醒自己"放轻松，事情总有解决的办

瑜伽攻略之最佳体式
门闩式

最佳练习时间	上午8点、傍晚6点
最佳练习次数	2次
方便系数	★ ★ ★ ★
呼吸方式	腹式呼吸

看不完的文件，开不完的会，我们的工作总是密集而紧张，这时候需要瑜伽帮忙调整一下心情。这个体式可以帮助改善人体的平衡和协调能力，从而使神经系统得到调整，缓解紧张的心情。同时还可以使手腕和手臂得到锻炼，缓解因长久打字和使用电脑引起手腕、手臂疼痛而导致的精神紧张和肢体紧张。

导师提示

伸展腿部时，要保持膝盖的挺直，尽量不要弯曲，如感到手掌放在小腿较困难，可以试着放在膝盖上，做到最大极限，保持2~3个呼吸周期，做另一侧的练习。

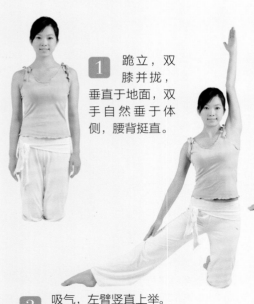

1 跪立，双膝并拢，垂直于地面，双手自然垂于体侧，腰背挺直。

2 右腿向外侧打开，脚尖朝外，让右腿与左膝处于同一直线上，右膝不要弯曲。

3 吸气，左臂竖直上举。

4 呼气，向右侧弯腰，右手掌向下搭放在右小腿上，沿着小腿胫骨逐渐下滑至脚踝处，左上臂贴近左耳尽量向下压，身体始终保持在同一平面，正对前方；吸气回正，呼气，放松还原。做另一侧的练习。

法"，或者找两三个可以让你倾诉的好友或家人。也可以做深呼吸，通过慢而深的呼吸方式来消除紧张，使波动的情绪逐渐稳定下来。方法是：站直或坐直，微闭双眼，排除杂念，尽力用鼻子吸气，轻轻屏住呼吸，慢数一二三，然后缓慢地用口呼气，同时数一二三，直到把气吐尽为止。

瑜伽攻略之最佳体式
腹式呼吸

最佳练习时间	早上6点、傍晚7点
最佳练习次数	5次
方便系数	★ ★ ★ ★ ★
呼吸方式	腹式呼吸

中医理论认为：气血足而精神爽。腹部是气血交汇的地方，经常做腹式呼吸可以促进全身的气血循环，气血循环通畅则精神爽，精神爽自然就能消除紧张的情绪。另一方面，腹式呼吸能通过科学的调息，帮助强化神经系统，摒除杂念，从而使人身心平和，调整紧张与不安的状态。

导师提示

刚接触瑜伽的人用仰卧姿势更容易体会到腹部的收缩和扩张。练习时要注意尽量拉长呼吸的周期，并且保证呼气、吸气的比例是 1：1，中间不能调息。

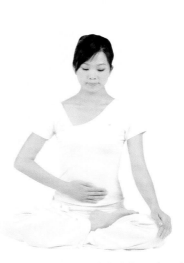

1 半莲花坐姿，双手放在双膝上。

2 将右手轻轻放在腹部，意识放在肚脐上，吸气时把空气直接吸向腹部，可感觉到腹部抬得越来越高。

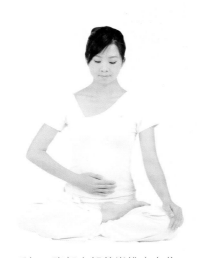

3 呼气，腹部内朝着脊椎方向收，把所有的废气从肺部呼出来，这样做时，横膈膜会自然而然地升起。

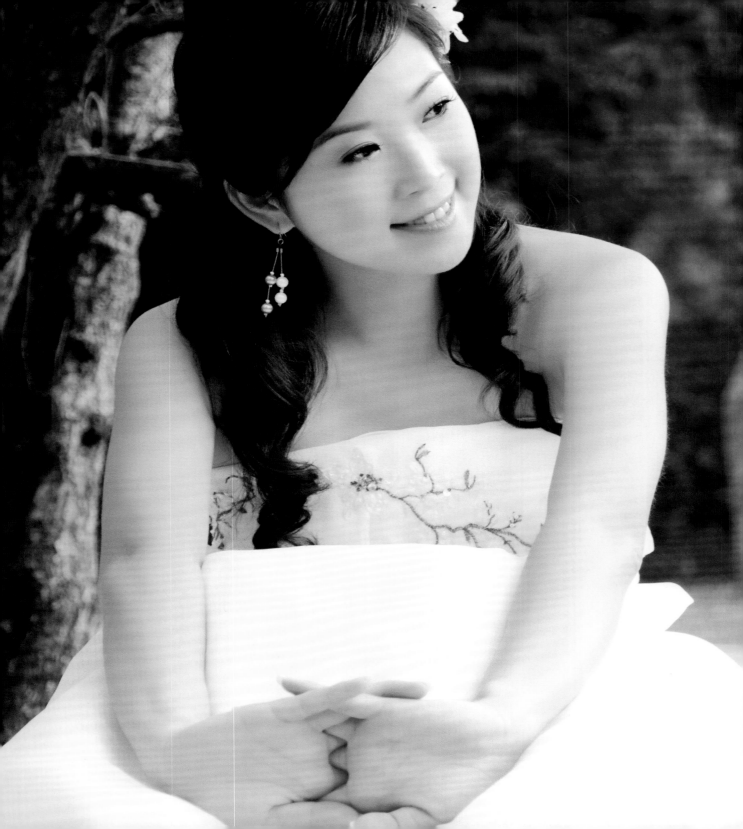

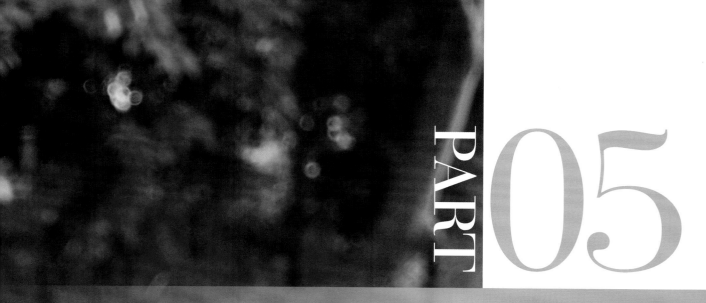

PART 05

掌握养颜天机

顺应女子一生中的
五大生命周期

少女期——
乳房的良好发育奠定美丽基础

少女时，我们最大的困扰就是正在发育的乳房。其实，无论A CUP还是D CUP，都是我们的最爱，女性的玲珑曲线大半由她完成。乳房是身体上最公开的秘密，她成就了我们如此美好的身体，不管你是先天赢弱还是拥有丰满的本钱，从今天开始，都要好好地呵护保养哦。健康、美丽、爱……明日向她索要的，就是我们今天要付出的。

乳房的发育是从8～12岁开始的，初起，是一个纽扣样的小鼓包，此后慢慢增大，14～15岁时，乳房明显地隆起，16～17岁时基本成型。在乳房发育的过程中，你可能会发现，自己的乳房并不对称，大小也不一样。其实，这都是常见的，处于发育期，少女乳房的发育听命于雌激素的调控，对雌激素敏感的乳房，就长得大些，不敏感的乳房就小些，到乳房发育成熟了，这种差别就不见了。了解乳房，就从乳房的生理结构——构成乳房的4种组织出发，了解乳房真实的需要。

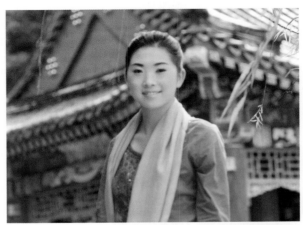

▲ 我17岁时在北京颐和园游玩时拍的照片。少女时期的我反倒是老气横秋的。

乳腺组织——保持乳房健康

乳腺组织负责泌乳功能，它受激素控制，每个月经周期逐渐增大，然后复原。熬夜、暴食、情绪激动直接影响激素水平，体内激素水平动荡就会刺激乳腺组织，容易引发病变。

结缔组织——防止乳房下垂

结缔组织与胸部肌肉结合在一起，是悬挂乳房的组织。它完全没有弹性，一旦被过度抻拉导致组织断裂就难以回复，从而造成乳房下垂。当乳房发育后，戴一副起到良好支撑作用的文胸对防止乳房下垂十分重要。

脂肪组织——控制乳房大小

乳房中最多的是脂肪，腺体组织和结缔组织漂浮在脂肪之中，脂肪多少决定乳房大小。我们不能过度节食的原因也在于此，节食的结果是全身普遍减脂，当然也包括乳房。

胸肌——决定乳房形状

乳房靠结缔组织外挂在胸肌上，胸肌的支撑决定着乳房的走向。通过锻炼能使胸肌增长，托高胸部，而锻炼韧带可以使胸部更加挺拔，胸肌的增大会使乳房突出，胸部看起来更丰满。

正处在青春发育期的"咪咪"，她需要什么，我们怎样能够知道？她需要怎样的绝世好Bra，在运动时，在"大姨妈"来时，需求是各不相同的哦。她对饮食也非常挑剔，爱吃什么与不爱吃什么，我们都可要了然于胸，牢记在心哦。这样，她才能够蓬勃美丽地生长。

绝世好Bra，铸就美胸

在合适的时间穿Bra，对我们的"咪咪"影响巨大。穿文胸太晚影响形状，太早妨碍发育，穿戴时间可以依此判断：乳头变得明显、跑动时乳房摇动、乳房轮廓明显。如果上下胸围差大于16厘米，便可以戴文胸。另外，文胸不要过紧，戴文胸一天不要超过12小时，每隔三四个月重测胸围以便更换。

一个绝世好Bra是有着：专属尺寸，为自己量身定做或者贴合得像为自己量身定做；舒适材质，给双峰以最舒柔的环抱，穿着就像没穿，或者比没穿更舒服；梦幻造型，看似无为，却领导双峰走向比自处时更理想的位置、形状，有它一定比没它更能成就完美的胸前风景。

那么，怎样的Bra才是好Bra？只需问自己4个问题：双手上举时，文胸下围是否也跟着上提？站立时，文胸中心部位是否不服帖？是否有部分乳房在罩杯之外？文胸背部下围是否比前面的下围高？如果有一个问题我们给了肯定答案，那么快去换掉吧，它不是我们的完美Bra。

饮食是乳房的保健师

乳房的大小虽然和遗传有很大关系，但在少女期打好基础也会超常发挥哦。首先要注意均衡营养，不偏食，特别是补充足够的脂肪和水分。营养到位，乳房的生长才能真正到位。

乳腺组织希望我们吃黄豆：黄豆会平衡体内激素的分泌。雌激素太低时，黄豆会使它增加，而雌激素太高时，黄豆也会使它减少。黄豆这种双向平衡作用，在食物中很难找到第二种。

脂肪组织希望我们吃鱼：适量鱼肉和乳品有助于增加脂肪，保持乳房丰满。

结缔组织希望我们吃胶原蛋白：胶原蛋白是结缔组织的主要成分，而足够的结缔组织是防止乳房下垂的前提。这可以在猪蹄、牛蹄筋、鸡翅中找到。

运动让我们的乳房更结实

多做胸部运动，例如俯卧撑、游泳及各种球类运动，随时保持挺胸收腹。运动能调节情绪、心态，它们对激素的影响直接而有力。

展背扩胸：我们的胸部和背部与乳房健美密切相关，扩展背部和胸部肌肉，锻炼胸肌，乳房才会更挺拔。

游泳：在水中运动，对乳房有按摩与锻炼的双重作用，会使胸肌均匀发达，使乳房更健康。

瑜伽攻略之最佳体式
鸽王式

最佳练习时间	**晨起6点、傍晚7点**
最佳练习次数	**2次**
方便系数	★★★
呼吸方式	**腹式呼吸**

　　不想长大后为"太平公主"而烦恼，那么在青春期就要重视胸部的锻炼哦，这样才能防患于未然。在这个体式中，上身后仰，胸部前挺，宛若一只昂首挺胸的鸽子，能有效地锻炼胸肌，而胸肌的增大会使乳房突出，从而托高胸部；同时，还能促进胸部血液循环，刺激乳腺细胞，巩固弹性纤维组织，使乳房组织增大及坚挺，让你以后做个身材迷人的快乐公主。

导师提示

由于胸部完全扩张和腹部的收缩，因此呼吸会变得急促，试着正常地呼吸。保持这个体式大约10秒钟，再做另一侧的练习。如觉得鼻子呼吸困难，可以微微张开嘴巴，辅助呼吸。

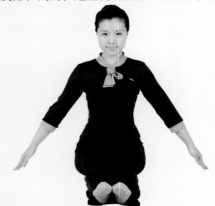

1 坐立，双腿并拢伸直，腰背挺直，双手向两侧分开，手指触地。

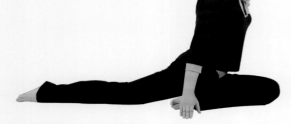

2 右脚往右边方向伸展，左腿不动，使两腿间形成直角。

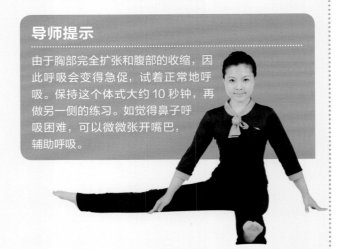

3 弯曲左膝，脚掌绷直，贴近右侧腹股沟，身体转向左边，右腿前侧试着完全接触地面。

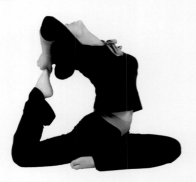

4 吸气，头后仰，脊椎充分向后弯。右臂过头顶，用右手抓住抬起的右脚，右大腿贴近地面。胸向前向上挺起，坚持2个呼吸时长后，试着双手一起抓住脚部，停留约10秒，做1次深呼吸。还原之后，再换另一方向练习。

瑜伽攻略之最佳体式
英雄式

最佳练习时间	上午10点、下午3～4点
最佳练习次数	2次
方便系数	★★★
呼吸方式	腹式呼吸

早在豆蔻年华之前的9～10岁，女孩子们的小小胸部就会随着卵巢的分泌激素而开始发育。而脚底跟部是生殖系统的反射区，英雄式的坐姿能够让脚底跟部得到按摩，刺激卵巢分泌出让乳房发育的激素，让胸部健康发育；同时，这个体式能打开双肩，锻炼胸部，使妹妹们在发育期就为以后能拥有完美的胸型打下坚实的基础。

导师提示

如果膝盖较僵硬或疼痛而不能坐于双脚间，可并拢双脚坐于双脚后跟上，并保持脊柱向上挺直。做完扩展胸部的练习，手臂可以旋转2圈，能更好地促进胸部及肩部的血液循环，美化由肩部到胸部以及背部线条。

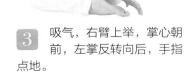

1 跪立，腰背挺直，双手自然垂放在体侧，保持双膝并拢，双脚左右分开与臀部同宽。

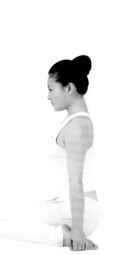

2 缓缓坐下，两膝相触，坐在两脚之间的地上，脚后跟夹紧臀部，双手握住双脚。

3 吸气，右臂上举，掌心朝前，左掌反转向后，手指点地。

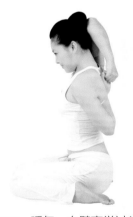

4 呼气，右臂高举过头顶再下弯放在脑后，左臂弯曲向上搭放在后背上，左臂背后搭放在后背上，使手指相扣，右肘肘尖试着放在头顶百会穴后方。然后放松，还原。

二 | 生理期——痛经不能认命，根治才能稳固女人的后花园

每个月的那几天，我们在承受体重增加、腹部绞痛、脾气暴躁的痛苦时，谁不是双眼浮肿、痘痘丛生、容颜憔悴、整个人不再精神焕发？我们很多人每月都在忍受经期带来的身体上的不适和肌肤上的灾难。那么，如何在这个特殊的时期保养身体，养护肌肤？听我娓娓道来吧。

生理期指月经来潮的这段时间，为7天左右。这些天血液中的孕激素和雌激素会逐渐降到最低水平，所以肌肤会处在一种非常敏感的状态，如果肌肤本身就有敏感的现象，很容易在这个时期显现出来，或是在这个时期突然爆发某种肌肤问题，但"痘痘"肌肤会在月经来潮后逐渐好起来。在随后的4~5天，经血逐渐排净，雌激素迅速增加占据主导地位，直到排卵期达到最高峰。

生理期让我们最不胜其烦的就是痛经了。它实质上是由于身体内部经络不畅、气滞血淤形成的病态，而身体经络不通、气血不畅就会造成身体虚弱、面色暗沉、皮肤差等影响容貌和精神状态的后果。

很多姐妹选择吃止痛药来缓解，但那绝非长久之计，久而久之还会有副作用。另外，生理期还会让我们经历一场"情绪小风暴"，前一分钟还心情大好，是优雅迷人的"微笑天使"，后一分钟就"晴转阴"，是暴躁多疑的"癫狂女巫"，这是因为生理期前体内下降的雌激素和孕激素影响了大脑中负责支配情绪的相关化学物质造成的。

不使用高营养护肤品

生理期不但肌肤的透明感消失了，而且还是肌肤最敏感的时期，所以最好不要使用刺激性或营养丰富的保养品，最好使用"敏感性肌肤"专用的护肤品。生理期，我们会经常感到疲倦，为了消除倦意，减轻眼周黑晕，可以在涂上眼霜之后，轻轻在眼周画圈，然后用指腹轻叩眼眶，点压眼睛周围，这对消除生理期的疲倦和眼部疲劳效果好。

注意T字部位的清洁

经期前冒出的"痘痘"还没有退掉，如果发现快要冒出或已经冒出几颗讨厌的"痘痘"，不妨选用抗痘护肤品来抑制痘痘的发展。这个阶段肌肤仍然处在"油脂分泌旺盛"的时期，要格外注意清洁，尤其是T字部位的清洁。洗脸时可以采用以油洗油和水洗洁面的双效洗脸法，这样可以最大限度地将毛孔内的污垢洗干净。

注意饮食和生活调理

如果生理期经行不畅，肌肤也好不到哪儿去。因此，一定不要贪凉。经前和经期忌食生冷食物，如冷饮、凉菜、寒性水果等。不要淋雨、洗冷水澡、游泳、穿短裙、赤足穿鞋等。其次，少吃酸的食物。酸性食物有固涩收敛的作用，使血液凝滞，不利于经血的畅行和排出。最后，要少吃辣。本来月经量多，再吃辛辣温热、刺激性强的东西，会加重盆腔炎症，造成子宫肌肉过度收缩，而使痛经加重。

多吃补血靓颜食品

从生理期开始，每天晚上睡觉前吃一点补血食品，不仅能补血，还可滋润皮肤。

黑糯米红枣粥：黑糯米洗干净后，用水泡8～10小时。再次洗干净后，加入龙眼、红枣、莲子。加入适量的水，用炖锅熬煮成粥。每次吃之前，用小碗盛出，用微波炉加热2分钟即可。

养血养颜汤：白木耳12克、雪梨2个、南北杏各10克、蜜枣4枚、川贝母3克、冰糖适量。雪梨去核后切成4块，连同其他材料煲1～1.5小时，加一点冰糖调味即可。

瑜伽攻略之最佳体式
单腿手抱膝式

最佳练习时间	上午9～10点、下午5点
最佳练习次数	2～4次
方便系数	★ ★ ★ ★ ★
呼吸方式	腹式呼吸

经期来临，身体内部常常会气滞血积，下腹总是胀胀的，就仿佛有股"气"在作祟，给我们带来无法抑制的痛苦。要消除疼痛，就要驱散这股"气"。这个体式简易平和，能促进深层的呼吸，可以非常好地排出体内浊气；同时，大腿尽量靠近胸腹部的动作，对腹部有按摩作用，能消除腹部胀气，舒缓子宫，缓解下腹痉挛，让疼痛远离我们的身体。

导师提示

每个动作都要配合着呼吸，呼气和吸气都要缓慢、深沉、彻底。痛经严重的女性，可以选择仰卧在床上做这个体式。

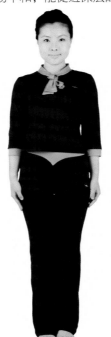

1 基本站姿，双腿双脚并拢，双手自然垂于体侧，腰背挺直。

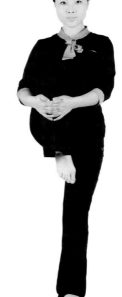

2 吸气，重心向左脚转移，屈右膝，双手抱住右小腿，大腿尽量靠近胸腹部。呼气还原，换另一条腿练习。

瑜伽攻略之最佳体式
猫伸懒腰式

最佳练习时间	**早晚7点**
最佳练习次数	**2次**
方便系数	★★★★★
呼吸方式	**腹式呼吸**

　　"大姨妈"造访前夕，我们都会有预感，腰酸背痛，身体疲倦，精神不振。这个体式通过拉伸手臂使肩部、背部得到锻炼，放松颈部和肩膀，使背部血液循环更畅通，可强化背部神经系统，改善背部僵硬和疲劳症状。让我们的身体放松，精神愉悦，浑身上下散发出青春的活力。迎着阳光，闭上双眼，绝对会成为一种意外的享受哦！

导师提示

两手尽力拉伸，体会肩胛骨和背肌被拉得紧绷的感觉。坚持一段时间后，也可以加强难度，让右手扣住左肩，左手手背绕过体后搭放在右侧腰部，手臂和手背可以轻轻按压后侧腰部，更好缓解经期胸部、腰部、背部的疼痛感。

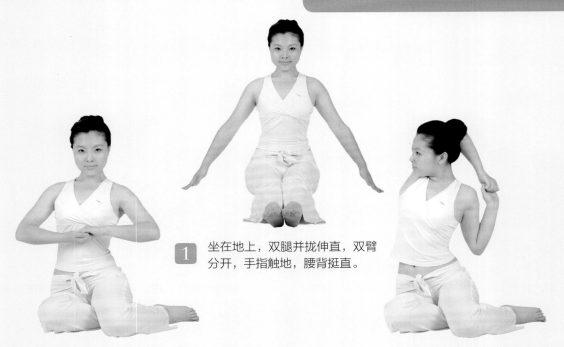

1 坐在地上，双腿并拢伸直，双臂分开，手指触地，腰背挺直。

2 保持轻松呼吸，双腿膝盖向左弯曲，右脚压在左大腿之下；同时双手四指并拢，左手在上，右手在下，搭扣横放于胸前。

3 吸气，两手相扣不要分开，绕过头顶，向左下方拉伸，完全伸展右侧腰部，上身直立不要倾斜。呼气，还原，换方向练习。

三 | 孕育期——
怀孕是女子重塑自我的天赐良机

生育对于女人是一项既甜蜜又辛苦的差事，怀孕的女人最美丽，那种神圣的母性之光让我们焕发出与以前截然不同的一种面貌，而怀孕的艰辛，在我们身体上造成的种种不适，却并不是那么美好。

第一，受孕激素影响，我们的"咪咪"在怀孕4～6周后开始增大并变得更加敏感。重量的增加和孕激素的双重作用，拉长"咪咪"的韧带和纤维组织，因此乳房有下垂的趋势。越是丰满的女人越会受到地心引力的影响，因此一定要选择专用的文胸来保护哦。

第二，怀孕后，腹部原本平行连接的左右两束腹直肌逐渐分离，分别向身体两侧伸长，以容纳不断增大的子宫。如果体重增长得太快，不仅会在肚子上造成难看的妊娠纹，更因拉断了腹部的纤维而使小腹再也紧不回去。因此，准备怀孕的准妈妈们至少要提前半年进行瑜伽锻炼，适宜的运动能帮助腹直肌回收。

第三，怀孕会让准妈妈的臀部变宽变厚，主要是受孕激素影响。一方面脂肪容易堆积，另一方面骨盆上的骶髂关节和耻骨联合的稳定性都变差，再加上胎儿的压力，耻骨联合间隙变宽。以上变化除了影响美观，还容易导致准妈妈在做转体等扭转运动或上楼、上床、下车甚至走路时感到腹股沟附近疼痛或骨盆疼痛。而盆骨松弛之后，如果不能重新紧致起来，整个身体就再难回到少女体态了。锻炼腰和骨盆的方法最有用的就是瑜伽。怀孕的前三个月和分娩前三个月，

最好不要练习瑜伽，可以在孕中期稍微练习一些体位，并且要有专人指导哦。

怀孕是补钙的大好时机

我们都知道要补钙，以防止40岁时骨质疏松。可是，过了25岁之后，怎么吃钙片都没用，反而会造成骨骼的过早硬化。但是当我们怀孕的时候，骨头会具有吸收钙质的能力，所以一定要抓住这个良好时机。可以多吃海带、紫菜、杜仲、牛膝等这些天然的食物和中药，既能补充营养，又有助于吸收钙质。

怀孕时的皮肤保养

虽然说准妈妈们不能用化妆品修饰容颜，但可以用一些纯天然的保养品来养护肌肤，也可以用保湿乳液来光滑柔顺皮肤。如果在冷气房里待久了，不妨到通风的地方走一走。避免日晒，尤其是紫外线最强的中午11点到下午3点之间，如果必须出门，尽量躲在阴凉处。一顶可以遮阳的帽子和太阳眼镜是不可或缺的哦。

尽量穿棉质衣物，合成纤维的服饰可能会刺激大腿内侧、臀部等部位。沐浴乳或肥皂要选择天然保湿的，而且用量越少越好，记得不要让肥皂直接接触我们的乳头和乳晕哦。

防止妊娠纹就要提前保养

准妈妈们切不可认为怀孕就是"胡吃海喝"的理由，吃大量高热量食品，从而导致体重突增。实际上，体重突增、皮肤弹性纤维断裂就是妊娠纹产生的主要原因。准妈妈们从怀孕初期就可以选择适合体质的乳液、按摩霜，在身体较易出现妊娠纹的部位，如肚子、大腿等处勤加按摩，以增加皮肤和肌肉的弹性以及促进血流的顺畅。

瑜伽攻略之最佳体式
吊桥式

最佳练习时间	清晨6点、傍晚7点
最佳练习次数	1次
方便系数	★★
呼吸方式	腹式呼吸

孕妈妈总是家里的重点保护对象，可养尊处优的日子，长时间坐立或躺卧并不能够给你的身体带来好处。日渐增大的腹部会压迫下肢静脉，妨碍下肢血液循环，引发水肿。这个体式采用仰卧姿势，将双脚抬高可以起到加速血液回流、减轻静脉内压的作用，不仅缓解水肿，还可以预防下肢静脉曲张的产生；脚趾尽量向上伸展的动作，帮助小腿后部肌肉舒张，从而减轻孕期水肿的现象，还孕妈妈一个不浮肿的身材。

导师提示

在下放双腿的过程中，一定要注意速度放慢，在60度角、30度角的时候可暂停2～3秒，保持呼吸。平常缺乏锻炼的准妈妈们，建议可以一只腿一只腿地做动作，抬腿的幅度不要过高，适当上下调动就好。

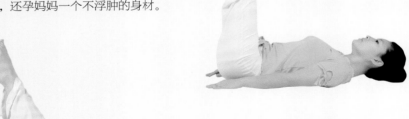

1 仰卧，手置于体侧，吸气，双脚并拢向上抬，使腿部与身体成直角。

2 呼气，双腿并列缓缓下放，犹如放吊桥状，先让双腿与地面呈60度角。

3 再下放，与地面呈30度角，最终双脚回到仰卧的位置。

瑜伽攻略之最佳体式
放气式

最佳练习时间　**早晚7点**
最佳练习次数　**1次**
方便系数　**★★**
呼吸方式　**腹式呼吸**

随着肚子里的宝宝逐渐长大，我们的腹部也越来越"壮观"，腹部的压力往往会造成身体血液循环不良，因此脸肿腿肿，让新妈妈经营已久的靓女形象功亏一篑。放气式按压脚心和脚踝上的穴位，能帮助淋巴循环；同时，下蹲时能按摩下肢，可以让紧绷的肌肉伸展开来，缓解水肿现象，让孕妈妈们在孕期也能健步如飞。

导师提示

练习时应避免强迫腹部收缩；按摩以轻微按抚为主，千万不可以过度用力哦。视个人情况决定，也可以把双手扶在双膝的位置。

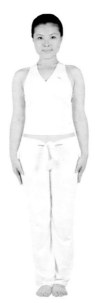

1 直立站姿，双腿双脚并拢站直，腰背挺直，双手自然垂于两侧。

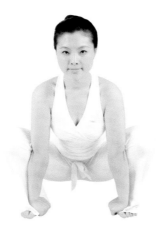

2 蹲下，两膝分开，两肘顶住两膝的内侧，把两手手指放在两脚脚底之下。保持这个姿势约6秒钟。

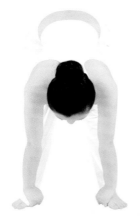

3 两手继续保持放在两脚底下，臀部向上抬高，拉伸脊背。重复做这个练习1~2次。

瑜伽攻略之最佳体式
金字塔式

最佳练习时间	上午9～10点
最佳练习次数	2次
方便系数	★★★
呼吸方式	腹式呼吸

"十月怀胎，一朝分娩。"话说得简单，可是光想一下在分娩时身体要承受的痛，我们就免不了要担惊受怕，花容失色。这个体式将双脚大大分开，上身向前弯曲的动作能够锻炼骨盆的韧性，增强骨盆肌肉的力量，帮助顺产又能减少痛苦；弯腰动作又能增强腰部力量，缓解腰痛；让我们顺顺利利地迎接小生命的到来。

导师提示

身体弯曲时，臀部要用力收紧。身体无法弯曲至与地面平行时，可降低要求。也可以双手扶于腰部两侧去做，做到上身与双腿成100～120度角即可。

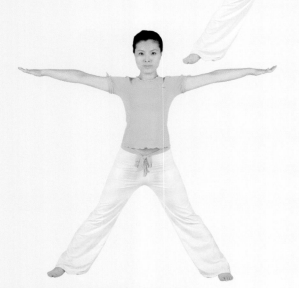

1 直立站姿，双脚大大分开约两肩半宽，双手自然垂于体侧。

2 吸气，双手侧平举，掌心向下。

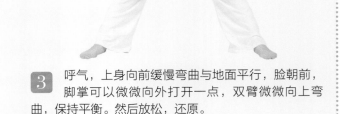

3 呼气，上身向前缓慢弯曲与地面平行，脸朝前，脚掌可以微微向外打开一点，双臂微微向上弯曲，保持平衡。然后放松，还原。

瑜伽攻略之最佳体式
蹲式

最佳练习时间	**早上8点**
最佳练习次数	**1次**
方便系数	★ ★ ★ ★
呼吸方式	**腹式呼吸**

很多孕妈妈都担心在迎接小宝宝诞生的关键时刻使不上力，只能满头大汗干着急。这个体式可帮助打开髋部，锻炼骨盆底肌肉的弹性和力量，又锻炼腿部的肌肉，增强下肢力量，让孕妈妈不用担心在小宝宝降临的关键时刻力气不足；同时这个体式还可以燃烧大腿内侧脂肪，使腿部健美，帮助孕妈妈们恢复身材。

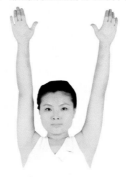
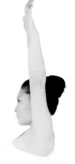
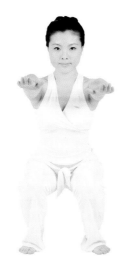

导师提示

身体下蹲时保持脊柱的挺直，使身体不要前倾，重心完全放于双腿上，保持2～3个呼吸周期。同样视个人情况而定，也可以保持双脚掌始终着地，降低动作难度。

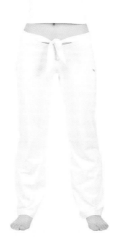
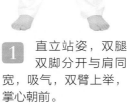
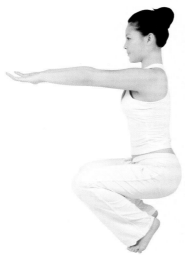

1 直立站姿，双腿双脚分开与肩同宽，吸气，双臂上举，掌心朝前。

2 呼气，上身直立与地面垂直，手臂也随之下放至与地面平行。

3 吸气，双手臂带动身体向上直立，顺势双脚跟立起。

4 呼气，屈膝下蹲，保持双脚跟立起，大腿平行于地面，双手臂前平举，然后，还原至站姿。

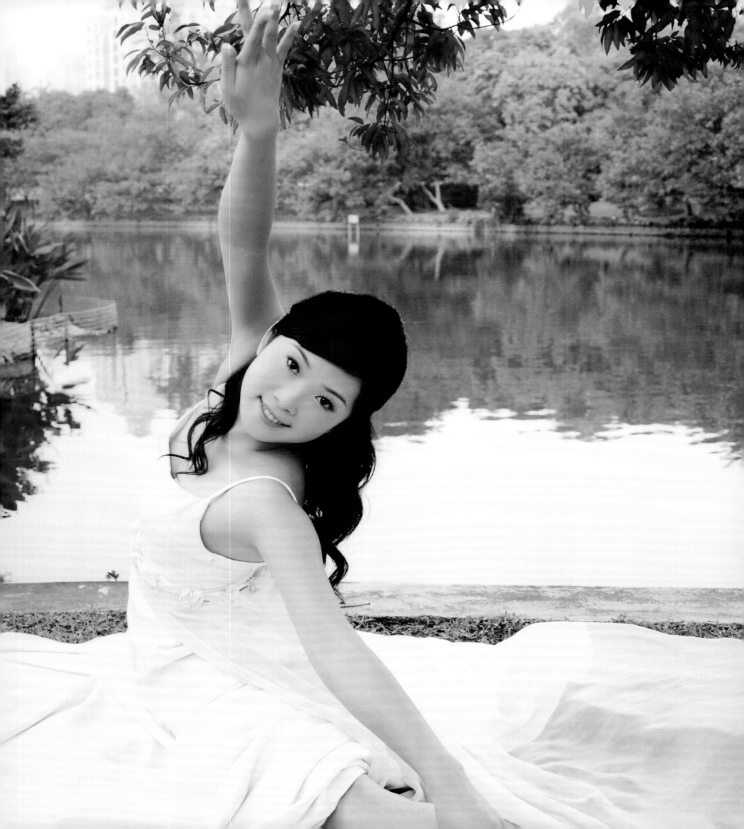

四 | 产后期——30天全面恢复身材是每个妈妈都可以完成的任务

产后美胸是很多妈妈哺乳期过后的难题，胸部下垂等问题困扰着妈妈们。如何能恢复到产前的完美曲线呢？我们先来了解乳房下垂的原因。

乳房是由脂肪及腺体组成，在哺乳期内，乳房内的腺体和结缔组织增生使乳房增大，哺乳期过后，腺体萎缩，乳房变小。另外，乳房积存大量乳汁，使乳房增大，乳房表面的皮肤被牵伸扩展，乳房的悬吊支撑结构的弹性也随之降低，导致乳房日后弹性降低、松弛下垂。还有重力的作用，也是造成乳房下垂的原因之一。

我们可以从以下几方面来改善。

第一，从哺乳期开始，就要坚持穿内衣。内衣使乳房有了支持和扶托，乳房血液循环通畅，对促进乳汁的分泌和提高乳房的抗病能力都有好处，也能保护乳头不受擦伤。

第二，妈妈要采取正确的喂奶方法。两个乳房要交替喂奶，当宝宝只吃空一只乳房时，妈妈要将另外一侧的乳房用吸奶器吸空，保持两侧乳房大小对称。同时在喂奶时不要让宝宝牵拉乳头。

第三，在每晚临睡前或是起床前，妈妈可以躺在床上自行按摩。将一只手的食指、中指、无名指并拢，放在乳房上，以乳头为中心，顺时针由乳房外缘向内侧画圈，两侧乳房各做10次。这项按摩可促进局部的血液循环，增加乳房的营养供给，并有利于促进雌激素的分泌。

另外，不要急于减肥，雌激素分泌增加时，可使乳房更加美丽。B族维生素是体内合成雌激素的必需成分，维生素E则是调节雌激素分泌的重要物质，所以富含这类营养的食物应该多吃，如瘦肉、蛋、奶、豆类、胡萝卜、莲藕、花生、麦芽、葡萄、芝麻等。

生育后的妈妈们偷偷说，孩子是上天赐给的礼物，可是，生了一个孩子，让我们的身体哪儿都不再紧致如昔了。难道这就是做妈妈的宿命吗？可是，依然有那么一小部分女人到四十岁了，依然光彩焕发。其实，这是因为她们保养了女人最重要的卵巢和子宫。子宫不仅是孕育宝宝的器官，它的能量积蓄还直接影响了我们的身体、肌肉和情绪。如果卵巢和子宫出了毛病，会导致发寒、浮肿、烦躁不安、消沉、失眠等症状。

让子宫完好如初

只要体内的雌激素水平正常，没有其他病变，子宫本身就会保持健康。但是孕期的姐妹，由于体内胎儿的压坠，支撑子宫的韧带不断被拉长，分娩后，虽然子宫会缩小，但要保证子宫和韧带都收缩到原来的位置，就需要我们细心的调养了。下面这两个简单的动作可以增强子宫韧带的弹性，也可预防子宫脱垂。

动作一：平躺在地上，膝盖弯曲，用脚掌蹬地，使臀部上提。坚持10秒钟，放下臀部休息5秒钟，然后重复。

动作二：平躺在地上，臀部垫一个枕头，两腿向上伸直，使其与身体成直角，两腿可小幅度交叉摆动。

另外，在饮食上保证蛋白质的摄入，如鸡蛋、牛奶、鱼、肉类等，多吃蔬菜和水果，少吃生、冷、硬的食物，可以温补子宫。

让卵巢永远"鸟语花香"

卵巢是女人的秘密地带，也是美丽源泉。她一直默默无闻地调节、分泌着女人体内的激素，调节着月经周期。她是女性身体分泌雌、孕激素的唯一器官，而雌、孕激素的状况将决定女性青春美丽或人老珠黄。如果体内激素水平紊乱，月经周期被打乱，卵巢就很容易生病。

拒绝久坐，不穿紧身内衣，保证睡眠，饮食得当都是最基本最有效的方法。对卵巢伤害最大的是压力，也包括不良的情绪。除此之外，肾脏和肝脏是卵巢能量的源泉，要合理补养肝肾，调节脾胃，补充体内的元阳，保持气血充足，全面滋养女性的卵巢。

卵巢保养比较有效的方式就是练瑜伽，练习瑜伽有助于调养卵巢。瑜伽的体位姿势，配以特殊的呼吸方式，更重要的是与精神调养相配合，可以疏通女性气血循环的通道，调整激素的分泌，特别是对月经不调、输卵管不通、产后阴道松弛、盆腔炎等有很好的效果。同时，它还可以加强人体的肾脏功能，恢复女性因流产或生产后丧失的"元气"，使女性由内而外地散发青春的气息，延缓衰老。

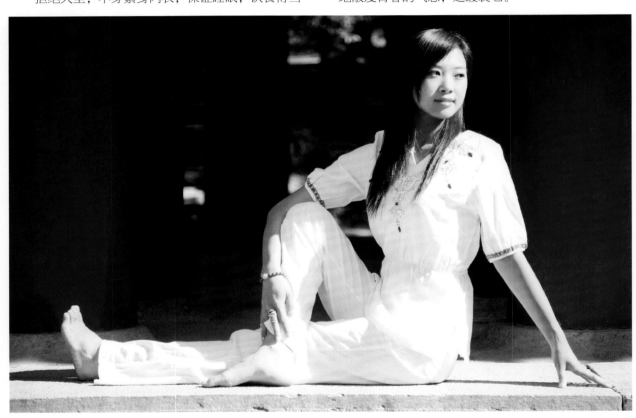

瑜伽攻略之最佳体式
贝壳式

最佳练习时间	早上9点、晚上9点
最佳练习次数	2次
方便系数	★ ★ ★ ★
呼吸方式	腹式呼吸

卵巢保养得好，可使肌肤不随年龄而衰老，脸庞肌肤保持细腻光滑，白里透红，永葆韧性和弹性。这个体式能锻炼会阴部肌肉，挤压与按摩下腹部器官；配合正确的呼吸方式，可以疏通女性器官的气血循环，调整激素的分泌，使输卵管畅通，从而使卵巢能持续分泌雌激素，让肌肤持续保鲜。

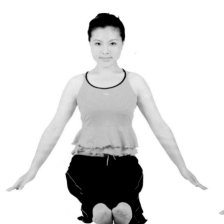

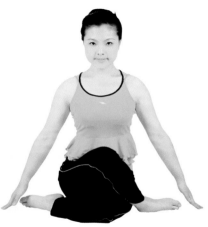

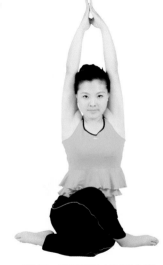

1 坐在地上，上身挺直，双手在体侧分开，手指点地。

2 吸气，右脚跨过左膝，右脚后跟收至左臀处，屈左腿，左脚后跟收至右臀处，双脚脚背着地，做2个深呼吸。

3 吸气，双手举过头顶合掌，大臂夹紧双耳。

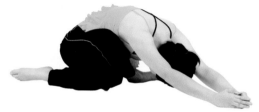

4 呼气，身体向左斜前方弯腰，手指着地。吸气，还原，向右斜前方弯腰。

导师提示

做动作时，臀部尽量向下，不要过高抬离地面，尽量下压臀部坐在地面上，胯部缺乏锻炼的美女，也可以把双手扶在身体两侧的地面上。

婴儿环抱式

最佳练习时间　**晚上8点**
最佳练习次数　**2次**
方便系数　　　★★★★★
呼吸方式　　　**腹式呼吸**

子宫这块神圣之地的受损跟分娩不当有着密切的关系，而用母乳喂养小家伙的妈妈，因婴儿吸吮会使体内释放出催产素，会刺激子宫收缩，加重产后疼痛。婴儿环抱式通过平躺时弯曲膝盖和大腿贴近下腹部两个动作，可以有效锻炼到大腿根部及下腹，按摩骨盆内器官，还能促进子宫正常收缩，并使子宫恢复到原来的位置。

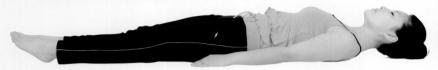

1 仰卧，双腿双脚伸直并拢，双手贴地，自然放于体侧。

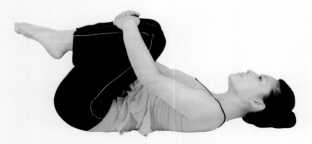

2 吸气，弯曲双膝，双手在膝后十指交叉抱住双腿。呼气时将两大腿收近胸部。

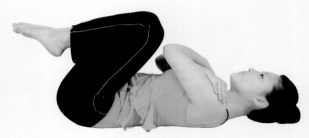

3 吸气，保持双膝弯曲，将双手交叉抱在胸前，呼气，放松，还原。

导师提示

双手交叉放在胸前的时候，注意腿部保持弯曲，大腿根部贴近下腹部，保持2～3个呼吸周期。双腿可以反复伸直弯曲，以按摩腹部器官。

五 | 更年期——顺应天命来保养，秋之成熟美过春之芳华

不要以为更年期就意味着"黄脸婆"时代的真正到来，不要以为更年期就代表着莫名其妙歇斯底里发脾气。其实，更年期完全可以成为女人美丽的另一个"青春期"。它并非是磨难，而是审查自己身体的好时机，只要悉心调养，就可以使我们的身体焕发出新的生机。

更年期是女性卵巢功能从旺盛状态逐渐衰退到完全消失的一个过渡时期，包括绝经和绝经前后的一段时间。在更年期，我们会出现一系列的生理和心理方面的变化，要保持心境的平稳，接受岁月带给我们另一段不同的人生。

第一，在心情上要保持乐观。良好的情绪，可以提高并协调大脑皮层和神经系统的兴奋性，充分发挥身体潜能，使人精神饱满、精力充沛、食欲增强、睡眠安稳、生活充满活力。这对提高抗病能力、促进健康、适应更年期的变化大有裨益。心境的平稳可以减轻失眠、舒缓发热潮红症状。

第二，要注意饮食营养。对于更年期有头昏、失眠、情绪不稳定等症状的姐妹，要选择富含B族维生素的食物，如粗粮（小米、麦片等）、豆类和瘦肉、牛奶。牛奶中含有的色氨酸，有镇静安眠功效；绿叶菜、水果含有丰富的B族维生素。这些食品对维持神经系统的功能、促进消化都有一定的作用。此外，要少吃盐，避免吃刺激性食品，如酒、咖啡、浓茶、胡椒等。

第三，加强身体锻炼。运动不但能增进生活质量，更能增强骨质密度。健走、有氧舞蹈、骑单车、爬山等负重运动都可以尝试。跑步能产生大量的儿茶

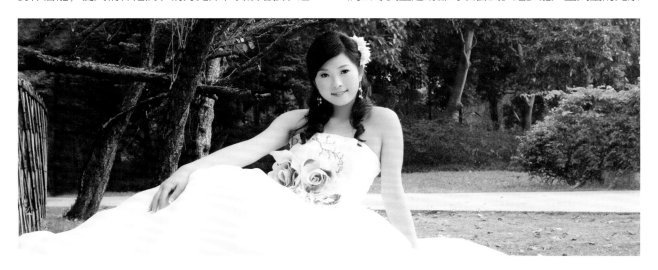

酚胺物质，儿茶酚胺能增强大脑皮质的兴奋程度，提高人对刺激的敏感性，使人精神愉快，自我感觉良好，食欲增加。

第四，依然要保持良好的仪表风度。心态平静祥和、脾气温柔和蔼的女人，任何时候都会淡定从容，举手投足和言语间永远散发着优雅气质。姐妹们，也许我们已不再年轻，可是又怎样呢？岁月在我们的生命里洗尽沧桑，给我们留下无畏，不惧流光年华。这种岁月洗涤后生命的坦然、澄澈和真正成熟的美同样引人入胜。作为一个女人，只要你愿意，你在每个年龄时都是美的。

瑜伽攻略之最佳体式
龟式

最佳练习时间	下午4～5点
最佳练习次数	2次
方便系数	★★★★★
呼吸方式	腹式呼吸

更年期内分泌的紊乱会让心情也随之大乱，烦躁紧张和腰酸背痛总是如影随形，甩都甩不掉。龟式通过身体向前趴下的动作，刺激腰肩相关部位的血液循环，消除腰肩酸痛；同时低头贴地的动作能改善面部血液循环，让血液滋养面部，从而改善肤色，又能按摩头部，调节头部神经，缓解烦躁与精神紧张。

导师提示

呼气前倾时，腹部最大限度地往里收缩。臀部尽量向后坐于脚后跟处。

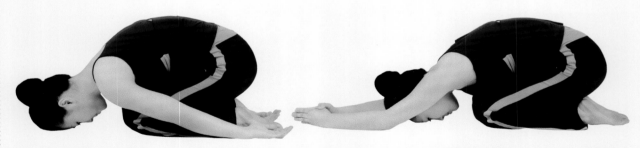

1 金刚坐姿，呼气，上身向前倾，腹部贴住大腿，额头贴地，手心反转向上置于脚掌两侧。

2 吸气，双手由身体两侧打开向头部上方伸展并合十，小臂贴地。保持均匀的呼吸。

应对头晕目眩

这是更年期最常见的一种症状，这种头晕往往是非旋转性的，表现为头沉、头昏等症状。如果出现这种症状，日常生活最好避免太强烈的光线，避免太嘈杂的环境，保持生活环境的平和安静。当眩晕发作时，要尽快平躺休息，避免头部活动，以免摔倒造成其他身体部位伤害。眩晕症状好转后，要慢慢做一些头部和肢体的活动，逐渐摆脱虚弱的身体状态。在饮食上以清淡为主，忌食高盐食品，以及酒、咖啡、浓茶、辛辣食品等对神经系统有刺激作用的食物。

瑜伽攻略之最佳体式
穿甲式

最佳练习时间	上午10点
最佳练习次数	2次
方便系数	★ ★ ★ ★ ★
呼吸方式	腹式呼吸

身材走样是雌激素分泌减少惹的祸，一方面让我们的食欲增加，另一方面身体的新陈代谢却变得缓慢，造成体态臃肿，与二三十岁时判若两人。穿甲式在吸气时带动颈椎，下巴上扬，呼气时下巴靠近胸部，锻炼颈椎的灵活性，对于塑造脖子的线条、消除双下巴有很大的帮助；挺胸上仰的动作更可收紧腹部，消除腹部多余脂肪，因此，恢复年轻体态不是梦。

导师提示

重心始终在两胯之间，胯骨用力下沉。后仰时，不要闭气，让头部、颈部、腰部完全自然放松。

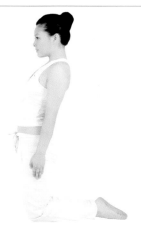

1 直立跪姿，腰背挺直，双手垂于身体两侧。

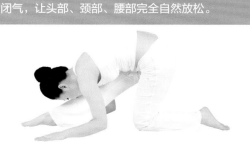

2 吸气，右腿前伸，上身前倾，呼气，上身下弯，贴向右腿，手掌贴地，坚持2个呼吸周期。

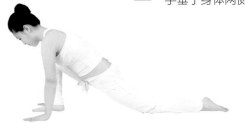

3 吸气，右腿膝盖向前屈起，小腹贴在大腿上，双手撑地，呼气，脸部朝下；此时左腿自然前移，左膝以下贴地。

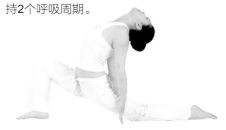

4 吸气，身体向后仰，头颈部尽量向后仰，双手垂直指尖点地。呼气还原，换另一方向练习。

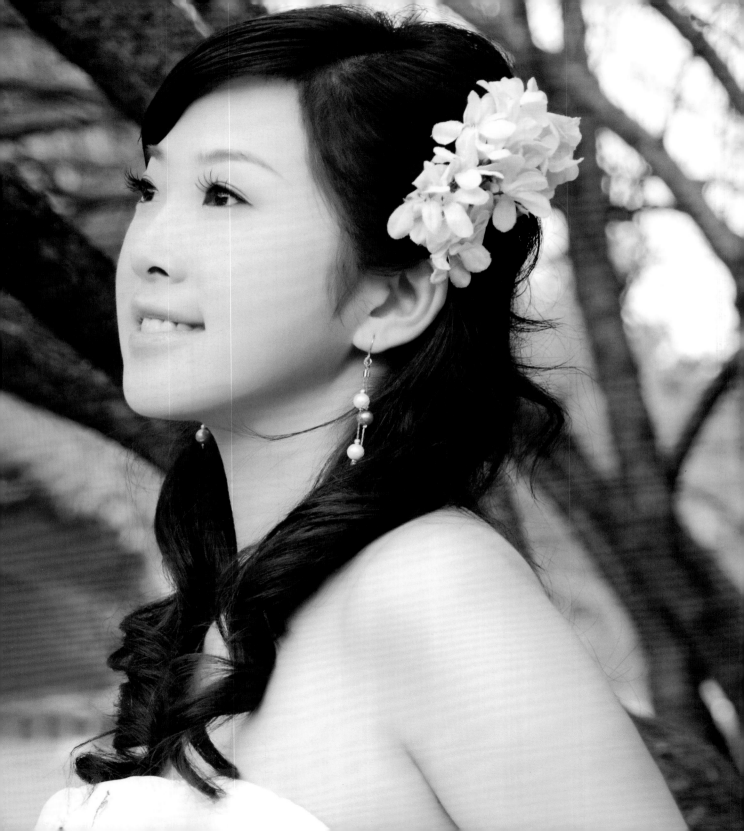